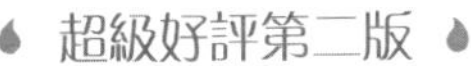

超健康！

脫脂牛奶減肥法

中澤勇二◎著
李華楓　李錦楓◎編譯

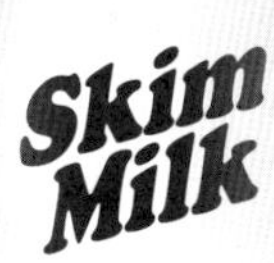

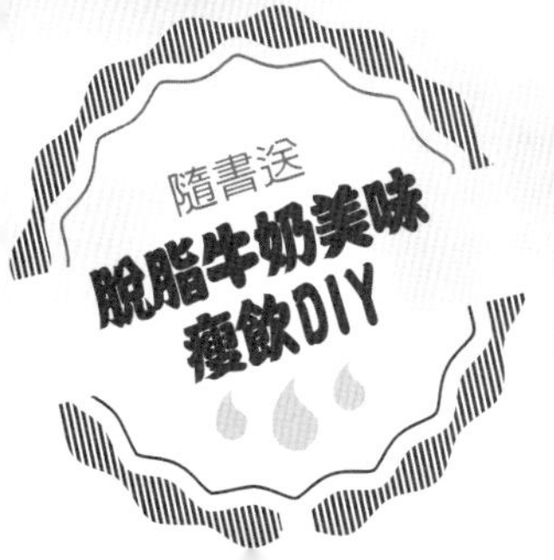

經研究發現脫脂牛奶不但具備抗癌、整腸、降低膽固醇等保健功用，同時也有消除粉刺、淡化黑斑與皺紋的美容效果，讓您越瘦越健康，越瘦越美麗！

著名營養健康專家 **謝明哲**教授　推薦閱讀

推薦序

喝牛奶，雖然只是一個生活中的小細節，但你知道要選擇怎樣的牛奶，才符合健康嗎？

各國政府爲了鼓勵人們多喝牛奶，促進身體健康，都以各式各樣的方式倡導民眾多喝牛奶，例如：美國提出「全民喝牛奶，終身喝牛奶。」，日本提出「一杯牛奶強大一個民族！」的口號，泰國的「牛奶行動」、印度的「白色革命」等活動。在我們台灣，衛生署國民健康局建議成人每天至少喝一到兩杯（每杯二百四十毫升）的牛奶，青少年及孕婦則每天喝兩到三杯。

經聯合國糧農組織（FAO）於二〇〇〇年，在徵詢了全世界700多位乳業專家的意見，將每年的6月1日正式訂名爲「世界牛奶日」。這可是唯一以食品命名的世界紀念日喔。

牛奶被稱爲白色血液，又稱「營養寶庫」。它含有人體所需的各種營養物質，包括極易被人體消化吸收的蛋白質和鈣、維生素B2等。

近期研究指出：牛奶內的含硫胺基酸能增強人體的免疫能力，可調節內分泌，改善體內微循環；牛奶蛋白質中含有近20%的乳清蛋白，能與體內的鉛迅速結合，形成水溶性的化合物，可將體內的有毒物質排出體外，讓皮膚達到美白的效果；牛奶中的β-酪蛋白，可抑制腫瘤細胞成長；此外牛奶有助於減肥，主要是牛奶中含有將近5%的乳糖，可促進人體對鈣和鐵的吸收，增強腸的蠕動，促進排泄，達到通便利尿的效果；牛奶中的酪蛋白含有10%的磷，對促進大腦發育有著至關重要的作用。

本書原著中澤勇二教授是研究牛乳科學的世界級權威，著有多種關於牛乳研究的專書。編譯者李錦楓教授、李華楓總經理在台灣長期從事牛乳科學的研究或製程生產工作，是學術界與產業界之翹楚。

生活中的脫脂奶粉與脫脂奶具有相同功效，脫脂奶常被用於製作成乳酸飲料。本書中還介紹了大量使用脫脂奶粉製作的菜單與飲料，以及各種減肥實驗紀錄與實例，供讀者們選用、參考。

謝明哲 教授
台北醫學大學公共衛生暨營養學院院長
2007年

翻譯版序

長久以來，營養學家所公認最有營養價值的食物是雞蛋及牛奶。然而，隨著科技資訊的發達，大家的保健意識又有了不一樣的想法，對於雞蛋與牛乳的信心也產生了懷疑。蛋黃雖然富含各種營養素，但由於蛋黃的膽固醇含量太高而讓人倍感疑慮，再由於素食者（除可吃蛋及牛乳者）的增加，因而降低了蛋類的消耗。

此外，乳製品也有部分科學家提出喝牛乳不見得對人體有益，甚至有負面影響的論調。尤其是乳糖不耐症患者，該患者對乳製品有無法消受的困擾，另外由於牛乳含有相當量的乳脂肪，也被認爲不適於肥胖者攝取，心血管疾病患者更對牛奶敬而遠之。

現在在台灣也風行減肥塑身。甚至有些模特兒減肥過頭，發生厭食症乃至因營養不良而死亡的事情。相反地，由於媒體的誇大渲染，各種減肥食品、健康食品等如雨後春筍般地出現，卻也發生消費者受騙或吃出了問題等的許多糾紛。

歐美日的食品科學家以及營養學家等的不斷研究成果，給我們帶來了福音，亦即發現從牛乳除去脂肪的脫脂奶可做爲減肥、美容、保健的食品。

據最近的研究：脫脂奶不但是對人體有益無害，其所含的鈣質易被吸收且具有燃燒脂肪因而達到塑身的功效。另外，脫脂奶也有保健功用，例如整腸、消除便祕、抗癌、抑制高血壓，對降低膽固醇等都有幫助。

在美容方面，將脫脂奶做成酸酪乳（yogust）飲用，因乳酸菌的功用及除去乳糖的結果，不但可整腸，消除便祕，對於黑斑、皺紋、青春痘的消除也很有效。

還有，將製酸酪乳所留下的乳清，可用於敷臉，即有消除毛孔粗大、皺紋、青春痘，使皮膚變得光滑細嫩。

重要的是：如何攝取乳製品？據估計，我們一天應該攝取1000毫克的鈣，才能發揮各種功用。但如要攝取如此多量的鈣，估計每天就要攝取一公升的牛奶才能達到此目的。爲了解決這困擾，在本書中教導各位讀者，如何利用脫脂奶、脫脂奶酸酪乳、牛乳豆腐來製作各種飲料、點心、菜餚，並將其利用於每天的膳食。如此只要一天攝取700多克的這些乳製品就可攝取到1000毫克的鈣質了。

在日本由牛乳研究專家中澤勇二教授提倡以脫脂奶直接攝取，或做成脫脂奶酸酪乳，或做成牛乳豆腐，將其搭配於飲料、點心、菜餚等來食用，以達到減肥、保健、美容的目的。這些方法不但營養、簡單、美味，而且效果顯著，對健康無礙，遂一推出，即引起日本消費大眾的關心與共鳴，甚致造成日本市場上脫脂奶缺貨的現象。

編者遂將中澤勇二教授的大作編譯成本書以饗讀者，但願讀者也都能由閱讀本書後，實行脫脂奶健康法以獲得健康、美麗與幸福。

編譯　李錦楓　李華楓　教授

2007年

目錄

推薦序

序

第 1 課
好厲害的脫脂奶　1

（一）自行評估 / 1
（二）脫脂奶的歷史 / 2
（三）好厲害的脫脂奶 / 5
（四）為什麼脫脂奶能減肥 / 7
（五）活用脫脂奶 / 18
（六）脫脂奶升級版 / 27
（七）脫脂奶簡易美味食譜七類16例 / 43
（八）脫脂奶膳食療法體驗記 / 60
（九）瘦身成功者報告 / 61

第 2 課
脫脂奶酸酪乳　79

（一）簡易減肥的脫脂奶酸酪乳的作法一 / 79
（二）提高效果的脫脂奶酸酪乳的作法二 / 80

(三) 脫脂奶酸酪乳減肥膳食的四大優點 / 87
(四) 脫脂奶酸酪乳的活用 / 90
(五) 脫脂奶酸酪乳的升級版 / 93
(六) 脫脂奶酸酪乳Q&A / 99

第 3 課
「酸酪乳（YOGURT）」膳食療法（DIET）＋美容法　101

(一) 腹部的脂肪容易減少 / 101
(二) 可創造容易減肥的腸道 / 103
(三) 去掉肌膚的污穢，肌膚變光滑細嫩 / 105
(四) 恢復肌膚的滋潤，改善皺紋 / 107
(五) 比牛乳營養價值高 / 109
(六) 預防各種疾病的酸酪乳 / 110

第 4 課
牛奶豆腐　115

(一) 牛奶豆腐 / 115
(二) 水果風味的牛奶豆腐 / 116

(三) 添加酸酪乳（yogurt）的牛奶豆腐 / 118
(四) 牛奶豆腐菜餚 / 130
(五) 牛奶豆腐小點心（Dessert） / 133

第 5 課 能實現塑身與健康的鈣　137

(一) 這就是驚人的牛奶豆腐的魅力 / 138
(二) 牛奶豆腐與鈣的效果 / 140
(三) 由乳鈣的體脂肪減低效果 / 147

附錄：人體實驗 健康年輕女性體脂肪減少&副甲狀腺激素的關聯　153

(一) 摘要 / 153
(二) 前言 / 154
(三) 材料 / 156
(四) 摒除規定 / 157
(五) 運動的protocol（調查書） / 157
(六) 膳食鈣的調查 / 158
(七) 抽血與血清分析 / 158

（八）體重組成分析 / 159
（九）統計分析 / 159
（十）結果 / 160
（十一）討論 / 162

1 好厲害的脫脂奶

(一) 自行評估

你是否為喝脫脂奶容易塑身的人？

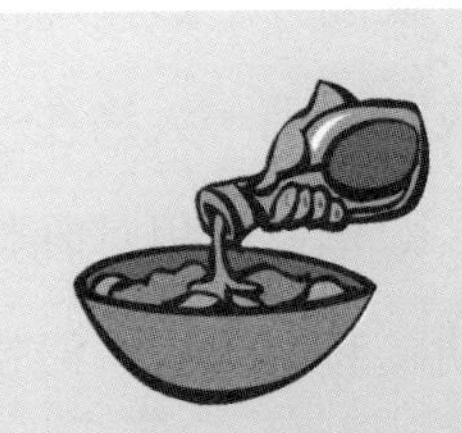

○ 只要喝牛奶肚子就會咕嚕咕嚕地叫
○ 每天不一定會排便
○ 幾乎不吃蔬菜
○ 肉類比魚類吃得多
○ 食量不變，但容易發胖
○ 手腳容易冰冷
○ 一運動，很快就疲勞
○ 用餐後下腹部容易凸出
○ 姿勢不好
○ 缺乏運動，體力降低

只要你有任何一項以上的症狀時，就能以脫脂奶來減肥塑身。

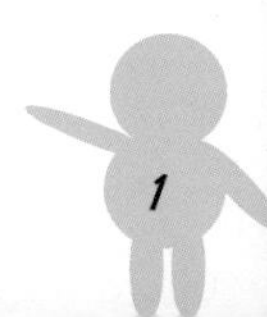

營養充足，還可減肥、維持健康！在日本近年來成為話題的「脫脂奶」，是造成搶購，缺貨的脫脂奶粉。

將其結構或有效的食用法，附上讀者的體驗，徹底的加以驗證。

再將大家熱衷的脫脂奶及脫脂奶酸酪乳（yogurt）的吃法，即將可做的菜餚、甜點、飲料等加以介紹。

（二）脫脂奶的歷史

戰後，牛奶在學校的營養午餐登場。人類開始利用別的動物奶製成乳製品，大約在一萬年前。為了吃其肉將山羊或羊類家禽化，不久即學會飲用其乳類為其開端。然而牛奶進入日本約為大化革新時期（七世紀），最初是由百濟（韓國）來到日本的歸化者，將牛奶獻給孝德天皇。

奶粉的歷史比牛奶晚了很多，據馬哥孛羅的《東方見聞錄》的記載，在十三世紀，韃韃兒人帶乾燥乳赴戰場，做為營養補充品為其開始。嗣後，到了十九世紀，英國才得以將奶粉商品化。

在日本，奶粉廣為接受是在第二次大戰後，因要拯救戰敗而面臨飢餓的兒童，做為救援物資送來的脫脂奶粉，被採用為學校的營養午餐。當時因要長時間由美國經海運到日本，奶粉的品質低落，風味也不佳。到了一九五〇年各乳業公司開始出售日本國產脫脂奶粉，才普及到日本國內。

在台灣，牛乳的發展史可能跟日本差不多，或稍晚一點。因為台灣土地狹小，人口密度高，缺乏廣大土地供為飼養乳牛，另一方面，氣溫高也不利於乳業的發展。

在日本統治時代，鮮奶少之又少，然而在二次大戰後，因為美援物資，或教會的救援也讓很多學童攝取了脫脂奶粉。雖然政府也鼓勵養牛，設置牛奶工廠等，現在我們已經可以很方便的在便利商店或超級市場等買到鮮奶或各種加工乳製品，但因規模小，產量少，所以價格一直無法與進口乳製品競爭。因此，國內加工乳製品，大都以進口原料來加工製造。

減重筆記

日　期	體　重	腰　圍	心　情
			☺　☹
			☺　☹
			☺　☹
			☺　☹
			☺　☹
			☺　☹

日本人約三十年間，鈣攝取量都不足

每年，國民健康與營養調查的結果被報告公佈時，常被提醒的是鈣攝取量不足，從二〇〇五～二〇〇九年的「日本人的膳食攝取標準」（二〇〇五年版）指定成人20～69歲的男女的鈣攝取目標量為600～650毫克。以此數值為基礎值，日本人在這過去約三十年間，都處在鈣不足的狀態（參照下圖）。鈣不但能保持塑身，也能強健身體骨骼等，對健康具有甚多重要的營養成分。藉此撰寫機會，建議大家積極攝取脫脂奶，邁向健康與美麗（healthy and beauty）的新境界。

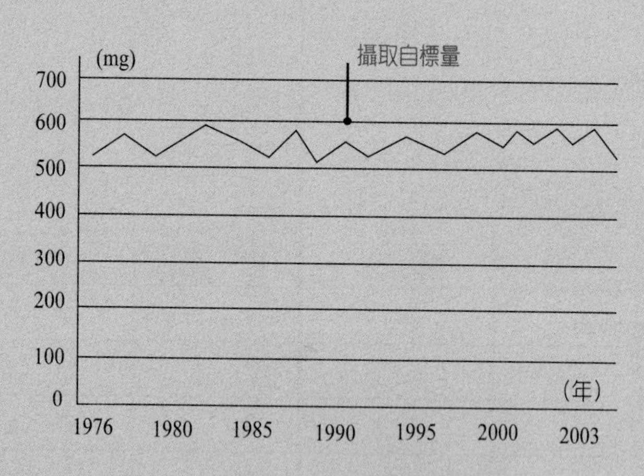

圖1-1：日本人的鈣攝取量的變遷

根據日本厚生勞動省、國立健康營養研究所，酪農所發表的數值製成的圖表。

(三) 好厲害的脫脂奶

1.脫脂奶的真相

脫脂奶是乳酪（butter）製造時的副產物，再以離心分離機分離，將牛奶脂肪奶油（cream）全部分離出來，剩餘幾乎沒有脂肪的部分即為脫脂奶。將此脫脂奶濃縮乾燥後即為脫脂奶粉。脫脂奶的脂肪約為牛奶的1/40，因極微量，脫脂奶粉以水溶開後，其熱量約為同量牛奶的一半。雖然脫脂奶低脂肪、低熱量，但其含鈣的量卻與牛奶相等。脫脂奶的蛋白質稍多於牛奶，且其蛋白質含有豐富的人體必需胺基酸。

也許年長的人們提起脫脂奶（脫脂奶粉），會有那是學校供給廉價牛奶的印象。不過，現在的脫脂奶味道相當好，口感滑順且極香濃，對健康上的優點已再獲評價。脫脂牛奶通常推薦給脂肪攝取過量的人使用，因為脫脂奶對體脂肪燃燒產生非常優異的效果，因此脫脂奶又稱為「可消瘦牛奶」。是提供給要過著健康、美麗、永遠保持青春的人的食材。「食」字可拆寫成使「人」「良」好，脫脂奶可稱為是食品冠軍選手。

請堅信：任何人都會消瘦、任何部位都會消瘦

2.脫脂奶的二大成分

①能燃燒體脂肪的「鈣質」

大家都知道，牛奶或脫脂奶含有豐富的鈣，但與小魚乾或海藻的鈣質相比，牛奶或脫脂奶含有的鈣對人體來說吸收率較高。尤其最近在美國的實驗，由實驗結果得知多量攝取乳製品的鈣質會使體溫上升，證明攝取脫脂奶（粉）的鈣質後，鈣質發揮了脂肪燃燒作用。脫脂奶屬低脂肪、低熱量，在減肥食譜裡，脫脂奶具有比牛奶發揮更好的脂肪燃燒的條件。且與同類的酸酪乳製品混合，更可提高其脂肪燃燒作用。將脫脂奶酸酪乳納入每天的膳食生活，可以很容易的將3餐攝取的熱量以熱發散出來。讓體內積存的脂肪燃燒，減輕體重或體脂肪、消除下腹部贅肉等等，喝脫脂奶的人體實驗效果，令人振奮。

②能改變為消瘦體質的「乳酸菌」

肥胖者的腸道屬於蠕動運動（將食物往前推）遲鈍的「肥胖腸道」，常常為腸內停滯著食物的狀態。其結果，腸吸收了多餘的營養，連有害物質也一併吸收，惡化了代謝機能而引起肥胖。要解決此問題需靠乳酸菌，乳酸菌有促進腸道蠕動的作用，暢通腸道將

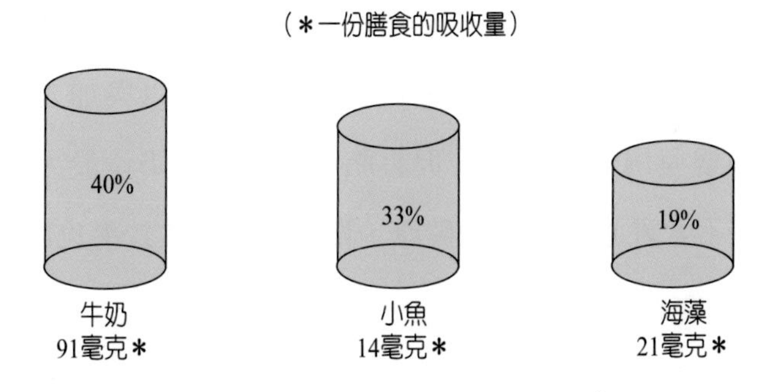

圖1-2：脫脂奶（牛奶）的鈣吸收率高

多餘的營養與有害物質一起排出。增加腸道內有益菌並減少有害菌，調整腸道內環境。乳酸菌更能產生對美容或預防老化的有益物質。脫脂奶與酸酪乳相混合放置一段時間即進行發酵，活生生的乳酸菌即刻增生。因此之故，脫脂奶酸酪乳可改善肥胖腸道，變身為容易消瘦的體質。

(四) 為什麼脫脂奶能減肥

1.自牛奶除去脂肪的健康乳製品

脫脂奶粉（skim milk powder）是奶粉類的一種。據食品成分表的顯示，奶粉類可分成：全脂奶粉、低脂奶粉和脫脂奶粉、調製奶粉等。依照政府單位的規定，脫脂奶粉定義為「自鮮奶、牛奶或特別牛奶除去乳脂肪成分及幾乎所有的水份，成為粉末狀者」。**簡單地說，自牛奶除去脂肪與水份，做成粉末狀的就是脫脂奶粉。**一般家庭用脫脂奶粉，為了使其容易溶解於水，形成水溶液狀態（即溶或速溶化，instant化）再經加工過。脫脂奶粉可以與加入咖啡的粉狀奶油，或嬰兒用奶粉混淆，但脫脂奶粉與一般奶粉最大的差異是脫脂奶幾乎不含乳脂肪，比較健康，做為塑身膳食效果也比較好。

2.奶粉類的種類

①脫脂奶粉（skim milk）

自鮮奶、牛奶等除去水份與脂肪，再粉末化者。但牛奶中的鈣，乳蛋白仍將其保存。有食品製作用與家庭用（速溶化，instant化）二種。

35.9大卡／10克

②全脂奶粉（whole milk）

自鮮奶、牛奶等除去水份而粉末化者。除去水份，其濃縮的結果相對脂肪含量多為其特性。廣泛用於蛋糕、麵包等麵類食品的製作，直接飲用較少。

50大卡／10克

③調製奶粉（嬰幼兒用奶粉）

以鮮奶、牛奶為原料，添加嬰幼兒所需營養成分並將其粉末化。脂肪含量高，且含有脫脂奶粉幾乎不含的維生素C、鐵質等營養成分。是一種含有調整乳粉、蛋白質、醣類的類母奶化製品。

51.4大卡／10克

〔註〕自日本食品成分表，對10克製品算出的熱量，由此可明瞭脫脂奶粉的熱量最低。

3.脫脂奶減肥的原因

①幾乎不含脂肪，奶類熱量最低，可放心食用

脫脂奶做為減肥膳食受到重視的原因之一，是在於其熱量的含量低。

「脫脂奶粉的特性是幾乎不含脂肪。因其製造過程中除去乳脂肪的關係，比其他乳製品低熱量。更者，脫脂奶保存了乳製品中的鈣、乳蛋白等，對身體有益的營養成分含量甚為豐富。因此，做為健康的膳食食品，脫脂奶粉是很有效的食品。」

一般來說，脂肪含量多的食品容易發胖，原因是脂肪（一克含有九大卡）比醣類（一克含有四大卡）熱量高，且不容易做為熱量源消耗掉。在人體的熱量消耗過程中，醣類可以很快做為熱量使用而被消耗，脂肪卻要在醣類消耗後，才開始被消耗，所以脂肪容易貯存於脂肪細胞。因此，幾乎不含脂肪的脫肪奶粉，不容易發胖，可以放心做為膳食來攝取。

下圖是脫脂奶與一般乳製品的營養成分比較，其中脫脂牛奶和一般乳製品的水份含量都約90%。（由日本食品成分表來計算）

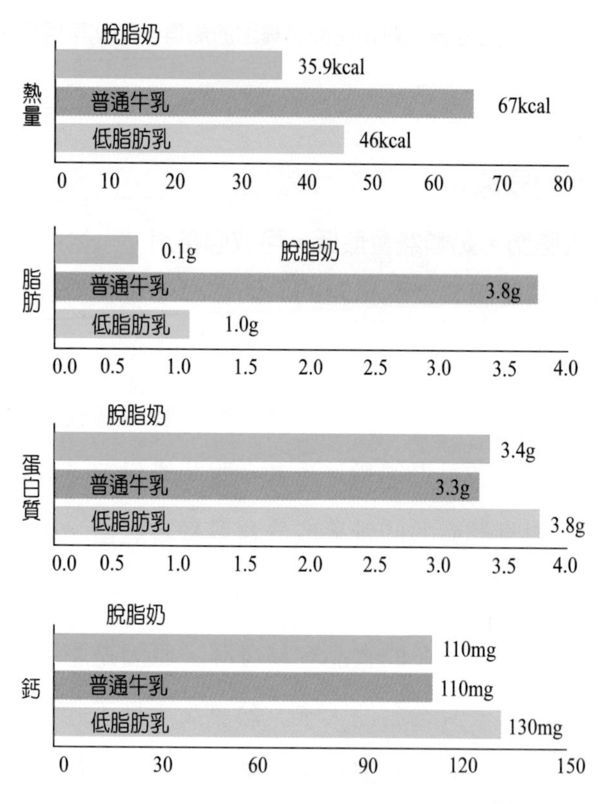

圖1-3：脫脂奶與一般乳製品的營養成分比較

②因豐富的鈣，代謝提升

如前述，脫脂奶含有相當於牛奶對人體有益的多量鈣及乳蛋白等營養成分。其營養成分中，具有膳食（diet）效果的成分，是最近突然受到關心的鈣質。

「在美國所做實驗結果顯示，攝取多量的鈣，會產生體溫上升的情況。體溫上升表示體內為了產生熱量，所以要耗費過多熱量（energy）。換句話說，**代謝上升，即會塑身**」。

據美國納西大學的全麥爾教授等人的實驗，對於有遺傳性肥胖的老鼠給予高鈣飼料及中量的乳製品或高量乳製品（乳製品使用脫脂奶粉），再比較對照不給予者，其體溫比較結果，有明顯的上升，尤其是給予高量乳製品者，其體溫上升率最高（參照圖1-4）。更者，在全麥爾教授等的另一實驗中，對遺傳性肥胖症的老鼠，給予高鈣飼料與含中量乳製品飼料或含高量乳製品飼料後，與對照組（基本飼料）者比較結果，給予鈣或乳製品者，其體重增加量有被抑制的結果（參照圖1-5）。

③鈣不會生成脂肪

不管能減少多少體重，如無法減少體脂肪就不能稱為健康的膳食（diet）。事實已證明鈣有助減少體脂的效果。

「在體內鈣不足時，為了提高鈣的吸收，**活性型維生素D與副甲狀腺賀爾蒙會增加**。事實上科學實驗早已證明在脂肪細胞中，這兩者若增加即**會抑制脂肪的分解**，而促進脂肪合成。如鈣的攝取足夠，則活性型維生素D與副甲狀腺賀爾蒙的分泌就會減少，不會形成多餘的體脂肪。」

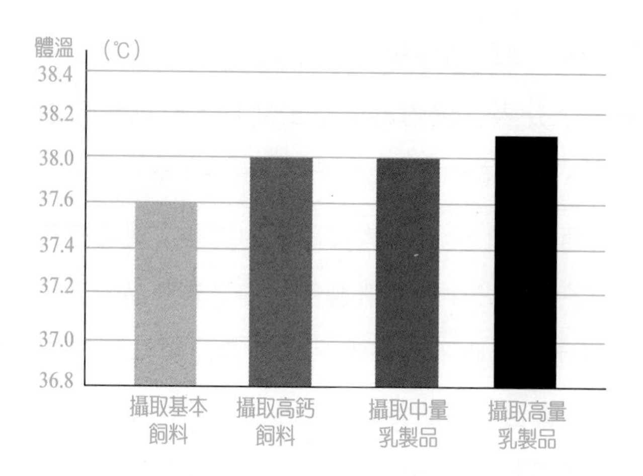

圖1-4：老鼠攝取鈣、乳製品後的體溫變化

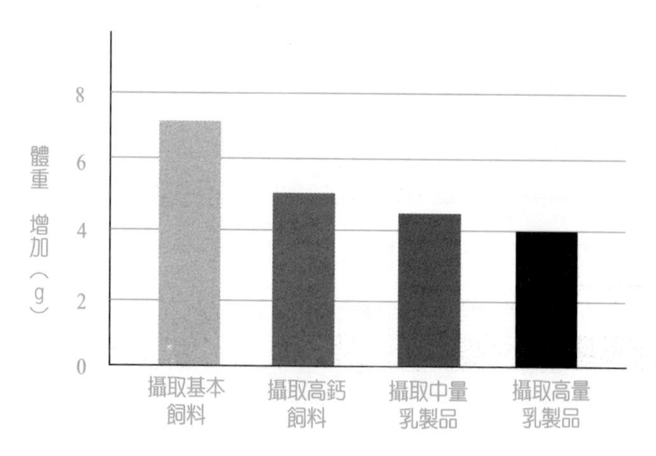

圖1-5：老鼠攝取乳製品後的體重變化

更者，美國普渡大學的諦卡殿教授等人的實驗結果證實，1天的熱量攝取量在1900大卡以下的女性們，攝取1天1000毫克的鈣以後，不只是體重減輕，連體脂肪也有降低的效果出現。由此可知，若1天攝取1000毫克的鈣，2年之後，可減少2.6公斤的體脂肪（圖1-6）。換言之，攝取足量的鈣，就不會產生多餘的體脂肪，更可以期待體脂肪的減少。

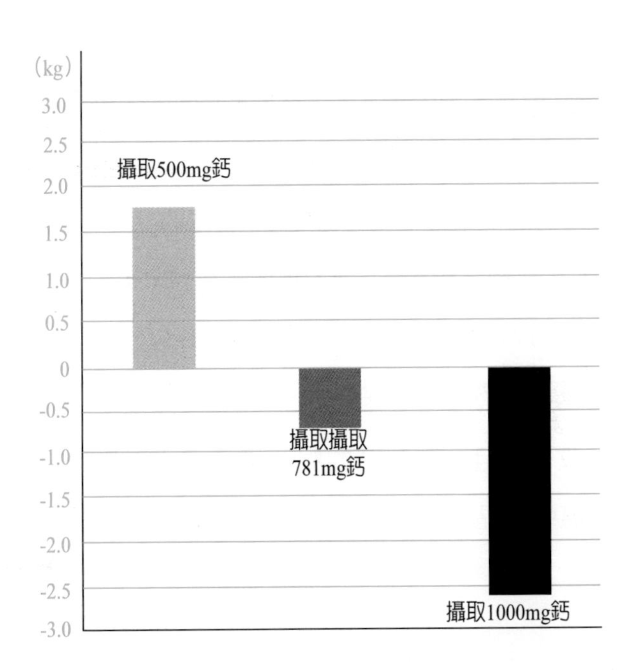

圖1-6：不同鈣攝取量產生的體脂肪減少的預測圖

〔註〕以每天攝取不同量鈣來推測體脂肪減少的比例。

④乳糖與乳蛋白質提升鈣的吸收

掌握脫脂奶減肥結構的關鍵是鈣。但鈣在體內卻不易被人體吸收，為其缺點之一。

「脫脂奶的優點是幾乎不含脂肪成分，但可攝取多量鈣。實際上，脫脂奶及其乳製品都比其他食品的鈣吸收率還高（參圖1-7）。這是因為乳製品所含乳糖的關係。乳糖是乳製品特有的糖分，具有幫助鈣的吸收功用」。

更者，乳製品所含的蛋白質，對於鈣的吸收也助有一臂之力。

「乳製品中，乾酪（cheese）中的鈣也被吸收率甚高，但實際上乾酪的乳糖含量並不高。注意到這點的結果，發現的是CPP（casein phosphor peptide）。CPP是脫脂奶所含的豐富乳蛋白質（酪蛋白）在分解過程中所形成的肽（reptide）類，而使脫脂奶具有提高鈣或鐵等礦物質的吸收功用。」

鈣的吸收率高且含量也高的脫脂奶，或許可以稱為最容易吸收鈣的減肥恩惠的食品。

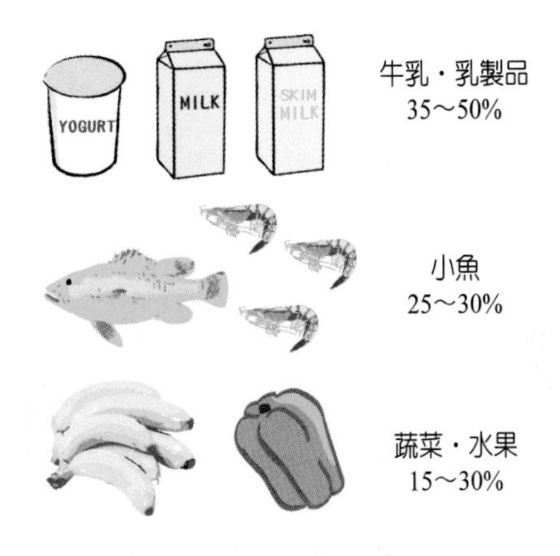

圖1-7：食品鈣吸收率

⑤乳糖會提升飽足感，促使糞便軟化且利於排泄

脫脂奶所含的豐富乳糖，除了幫助鈣的吸收以外，尚有值得稱讚的減肥膳食效果。

「因為乳糖具有保水性，所以乳糖進入體內後，就好像膳食纖維一樣，在胃中吸收水份而膨脹。因此在餐前攝取脫脂奶就可得到飽足感。而防止暴飲暴食。」

更者，據說乳糖的保水性在大腸也可以發揮其效果。

「雖然有個人差異，但乳糖進入體內後也不易被消化吸收，直接到達大腸。大腸為了稀釋乳糖的濃度而會吸收大量水份，使糞便柔軟。這種結果，可促進排便，防止由便祕所引起的代謝異常」。

歐美人
5～15%
歐美人
含日本的亞洲人
60～90%
亞洲人
咕嚕
咕嚕

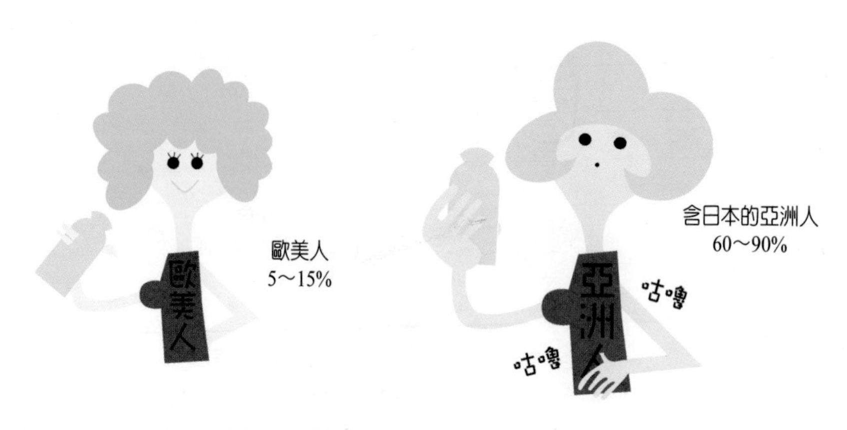

圖1-8：日本人與歐美人士罹患乳糖不耐症的比例

註：①多攝取乳製品的歐美人，美國人（白人）5～15%，歐洲人6%的報告。
②乳糖不耐症在亞洲多，日本人90%，中國人60%，印度人80%

原本乳糖會由乳糖酶（lactase）所分解、消化吸收，但成人體內幾乎沒有乳糖酶，而不能分解乳糖。因此九成的日本成人都有此症狀，稱謂乳糖不耐症。喝了牛奶後肚子會咕嚕咕嚕地叫，類似下痢症狀的人，可能就是乳糖不耐症。若將這種人（很多亞洲人）的遺傳形態和實質負面特性，當做機會抓住，反而思考的就是這種減肥膳食法的最大訴求。

⑥豐富的胺基酸支持膳食療法

幾年前，稱為胺基酸膳食療法的減肥療法曾經大為流行。實際上，脫脂奶也是含有豐富胺基酸的食品。胺基酸在體內含量不足時，需要自食品攝取的必需胺基酸與在體內可以自行合成必需量的非必需胺基酸。脫脂奶因為平衡含有平衡必需胺基酸，所以被評為胺基酸評價（aminio acid score）100（胺基酸評價是對食品的蛋白質所含胺基酸平衡性所做的評價，最高值為100）。

「脫脂奶的胺基酸組成很優秀，分歧鎖胺基酸〔BCAA = valine（纈胺酸）、isoleucine（異白胺酸）、leucine（白胺酸）〕的含量也豐富。分歧鎖胺基酸在筋內，被當做熱能量源使用，並有在筋肉內不留下疲勞物質的功用。同時為筋肉的合成、修復等有所貢獻。因此，在運動選手集訓時，攝取脫脂奶也是有效的辦法。」

胺基酸的效果，只飲用並不能發揮效果，要伴隨著運動，才有增加筋肉或維持運動持久的效果。應在運動前後，攝取脫脂奶，以利體脂肪的燃燒。

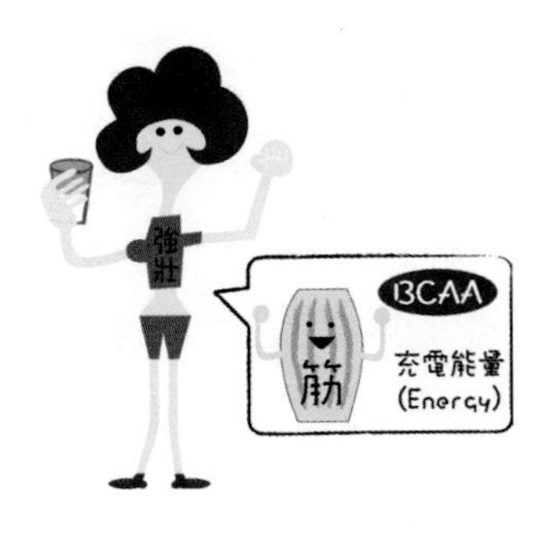

（五）活用脫脂奶

1.只要混合在日常飲料

加入飲料即可輕易地取得鈣的補給。脫脂奶粉宜先溶於水再行加熱，避免結塊便可以完成可口的飲料。

①溫和的甘甜讓人心情愉快

熱可可

99大卡
鹽分…………0.3克
脂肪…………0.8克
鈣…………225毫克

材料（1人份）

脫脂奶粉……………………………………………20克
可可粉（無糖）…………………………………1/2大匙
砂糖…………………………………………………1/2大匙

作法

① 脫脂奶粉以1杯水溶解。
② 用鍋將可可粉、砂糖及①的3大匙加以混合，以小火加熱混拌到呈現糖色為止。
③ 將①所剩的倒入②加以混合、一滾就熄火，盛杯即可飲用。

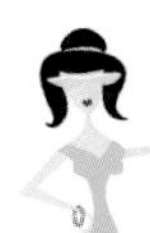

健康指示

預防身體氧化，也可產生預防老化之力！

可可的苦味成分多酚（posyplend）有抗氧化作用，可防止老化或預防種種致病原因的氧化作用。又具有可抑制精神緊張及消除疲勞的效果。

減重筆記

日　期	體　重	腰　圍	心　情
			☺　☹
			☺　☹
			☺　☹
			☺　☹
			☺　☹
			☺　☹

②豐富的礦物質可消除浮腫及虛冷

冰可可

99大卡
鹽分…………0.3克
脂肪…………0.8克
鈣…………225毫克

材料（1人份）

脫脂奶粉……………………………………………………20克
可可粉（無糖）…………………………………………1/2大匙
砂糖…………………………………………………………1/2大匙

作法

① 脫脂奶粉以1杯水溶解。
② 用鍋將可可粉、砂糖及①的3大匙相混合並以小火加熱到呈現糖色為止。其間須繼續攪拌。
③ 杯子先放冰塊，將②及①所剩部分倒入再攪拌即可。

③比牛奶更順口

寒天脫脂奶

72大卡
鹽分 ………… 0.3克
脂肪 ………… 0.2克
鈣 ………… 222毫克

材料（1人份）

脫脂奶粉……………………………………………20克
寒天粉……………………………………………… 2克

作法

① 鍋以1杯水溶解脫脂奶粉。
② 將寒天粉加入①混拌並以中火煮之，煮開了改以小火用1～2分鐘煮溶。

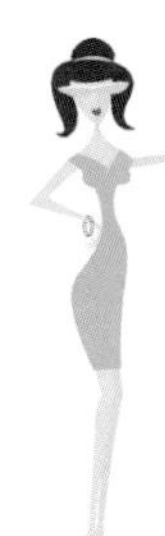

健康指示

改善便祕或預防暴飲暴食！

寒天可抑制糖類及脂肪的吸收，並發揮防止暴飲暴食的效果。脫脂奶的乳糖及寒天的食物纖維可使排便順暢。

④加一下即可得鈣！

紅茶脫脂奶

72大卡
鹽分 ………… 0.3克
脂肪 ………… 0.2克
鈣 ………… 222毫克

材料（1人份）

脫脂奶粉……………………………………………20克
紅茶（茶包）………………………………………1袋

作法

以鍋放1杯水加脫脂奶粉混合溶解，放入茶包以中火煮開，熄火後放置2～3分鐘，再取出茶包，即可飲用。

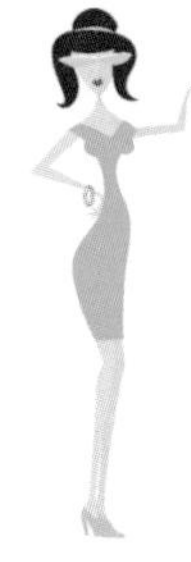

健康指示

具抗氧化作用可預防慢性病！

紅茶的異黃酮為多酚的一種，具抗氧化作用，對預防慢性病有益，又能阻礙糖類的分解，抑制其吸收等對瘦身具有效果。

⑤自然甜度風味柔順

咖啡脫脂奶

77大卡
鹽分…………0.3克
脂肪…………0.2克
鈣…………223毫克

材料（1人份）

脫脂奶粉……………………………………20克
即溶咖啡…………………………………… 1小匙

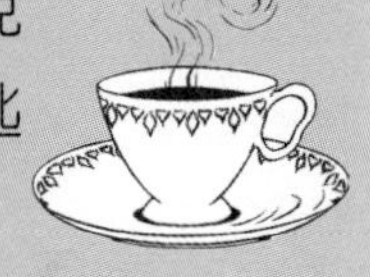

作法

鍋子以1杯水將脫脂奶粉攪拌溶解，用中火加熱煮開。再加咖啡溶解即成。

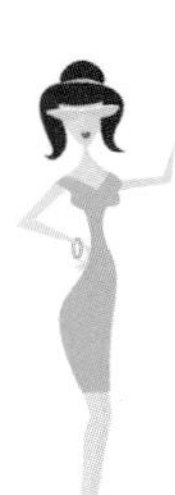

健康指示

預防身體氧化，也可發揮預防老化之力！

以咖啡因燃燒脂肪以及降低乳脂肪形成低卡咖啡，咖啡因有促成脂肪燃燒作用。若以咖啡加奶粉或液狀奶油取代脫脂奶，則可享受低熱量咖啡。

⑥甜澀搭配均衡

抹茶脫脂奶

90大卡
鹽分⋯⋯⋯⋯0.3克
脂肪⋯⋯⋯⋯0.3克
鈣⋯⋯⋯⋯228毫克

脫脂奶粉	20克
抹茶	1小匙
砂糖	1小匙

① 抹茶與砂糖混勻。
② 鍋以1杯水，脫脂奶粉及①拌混溶解，以中火加熱。一滾開即熄火盛杯飲用。

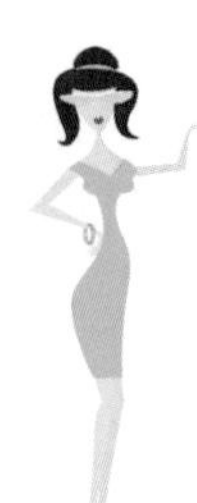

健康指示

丹寧的殺菌效果可預防蛀牙及口臭！

抹茶所含的維生素C有預防雀斑、皺紋、肌膚龜裂的美肌效果。又屬多酚的一種的丹寧，有殺菌作用，也有助於防止蛀牙或口臭。

⑦最後加薑汁清香四溢

薑汁茶脫脂奶

74大卡
鹽分 ………… 0.3克
脂肪 ………… 0.2克
鈣 ………… 220毫克

材料（1人份）

脫脂奶粉……………………………………… 20克
紅茶（茶包）………………………………1袋
生薑汁…………………………………………1小匙

作法

用鍋以1杯水與脫脂奶粉溶解，放入茶包以中火煮開，熄火放置2～3分鐘後取出茶包盛杯，最後放進薑汁。

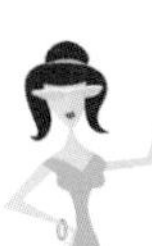

健康指示

促進血液循環、對虛冷及消除疲勞有效

生薑的辛辣成分薑油酮，有促進血行、發汗作用，可活潑新陳代謝，又生薑其香氣成分，可促進胃液分泌，有助消化。

⑧香草的種類依當天情緒選擇

香草茶脫脂奶

72大卡
鹽分…………0.3克
脂肪…………0.2克
鈣…………220毫克

材料（1人份）

脫脂奶粉……………………………………………………20克
香草茶（菊花等茶包）………………………………… 1包

作法

① 以鍋用1杯水、將脫脂奶粉混合溶解，以中火煮開之。
② 茶包放入壺中，將①倒入，泡2～3分鐘後即可盛杯。

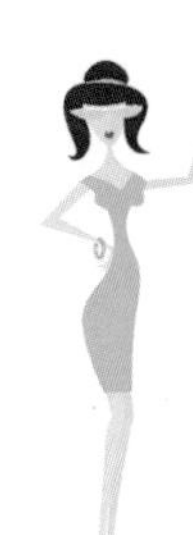

健康指示

菊花有安眠效果，菩提可紓解情緒！

味道與牛奶搭配良好的香草茶，菊花有安眠及促進消化效果，菩提有紓解情緒的效果，薄荷能清新醒腦，都值得推薦。

(六) 脫脂奶升級版

1.由脫脂奶製成低卡茶點

微微帶甜的脫脂奶，當然也活躍於茶點！低脂肪、低卡的茶點在瘦身施行中也大可放心！

①牛奶與芒果的搭配小孩也狂愛

127大卡
鹽分 ………… 0.2克
脂肪 ………… 0.2克
鈣 ………… 175毫克

芒果布丁

材料（4份）

脫脂奶粉……………………………………………60克
檸檬汁…………………………………………… 1大匙
明膠粉…………………………………………… 4克
砂糖…………………………………………………30克
芒果…………………………………………… 1個（250克）

作法

① 脫脂奶粉以1/2杯水混合使溶解。耐熱容器以2大匙水泡明膠粉，使其泡漲。
② 芒果削皮去核，留1/8當裝飾用，其餘切細切碎以缽與檸檬汁、砂糖加以混合。
③ 將①的脫脂奶粉與經蒸煮過已溶開了的明膠粉加入②混合。另外以大一點的缽裝入冰水冷卻其底部，使稍微形成黏稠狀。
④ 將③分別裝入容器，在冰箱約1小時冷藏使其凝固。將切成一口大小的芒果裝飾其上，即可食用。

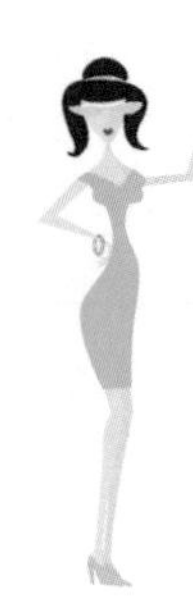

健康指示

減少脂肪降低能量

以脫脂奶替代牛奶壓抑了熱量，並配以富含維生素C號稱「水果女王」的芒果，能活潑新陳代謝美化肌膚。

減重筆記

日　期	體　重	腰　圍	心　情
			☺ ☹
			☺ ☹
			☺ ☹
			☺ ☹
			☺ ☹
			☺ ☹

②以牛奶調和蘋果的酸味

烤蘋果顆粒捲

102大卡
脂度…………27克
鈣…………40毫克

材料（6人份）

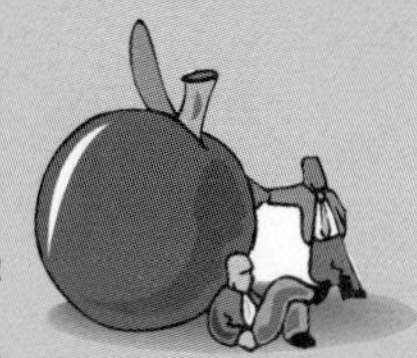

A 脫脂奶粉	20克
A 乳酪（butter）	1/2大匙
A 低筋麵粉	3大匙
A 砂糖	3大匙
A 肉桂粉	少量
蘋果	2個（400克）
檸檬汁	2小匙

作法

① 將A的乳酪（butter）弄細碎，與其他的A材料以缽加以混合，用手攪拌使成蓬亂狀在冰箱冷藏約30分鐘。

② 蘋果縱切成兩半用湯匙去除果核，再橫切成薄片撒以檸檬汁。另以butter少量（額外的）在烤盤上塗敷將其排裝進去。再將①在其上撒之，以180°C的烤箱下層烤20分鐘。經切割即可盛盤食用。

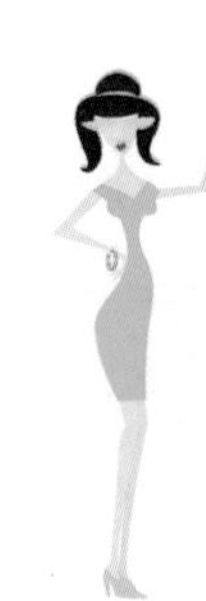

健康指示

能使糞便柔軟與毒素一起排出體外！

蔬果所含有的果膠質與脫脂奶的乳糖，同樣能將腸內的水份吸收促進糞便的柔軟度而順利排出。此時腸內的毒素也將會一起被排出體外。

減重筆記

日 期	體 重	腰 圍	心 情
			☺ ☹
			☺ ☹
			☺ ☹
			☺ ☹
			☺ ☹
			☺ ☹

③枸杞子替代豆類增添色彩

亞式蜜豆冰

144大卡
鹽分…………0.2克
脂肪…………0.2克
鈣…………124毫克

材料（4人份）

脫脂奶粉……………………………………………40克
寒天粉………………………………………………4克
砂糖…………………………………………………80克
椰子奶……………………………………………1/2杯
奇異果………………………………………………1個
芒果………………………………………………1/4個
枸杞子………………………………………………12粒

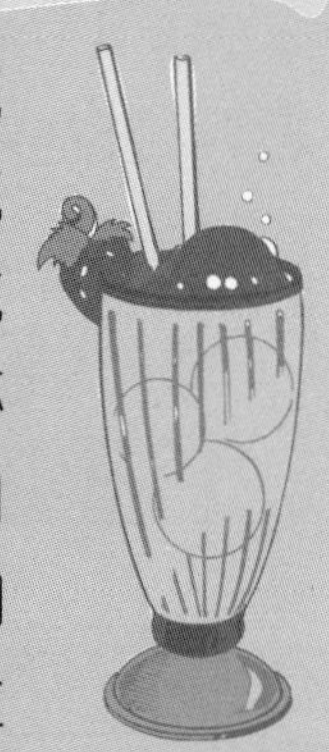

作法

① 鍋裡放入1/2杯水將寒天粉以強火邊煮邊攪拌。等開了後轉小火再邊攪邊煮2分鐘，然後熄火倒入盤中放冰箱冷藏約30分鐘即可凝固。

② 另以鍋子用1杯水溶解脫脂奶粉後，加砂糖再攪勻，以中火使砂糖煮溶。熄火讓其冷卻加椰子奶混勻放冰箱再冷卻。

③ 奇異果剝皮輪切1.5公分寬，再分割成4分，芒果去皮去核，切成1.5公分方塊，枸杞子以溫水泡脹後瀝乾水份。

④ 將①切成1.5公分方塊與③同盛容器，以②的糖汁澆之。

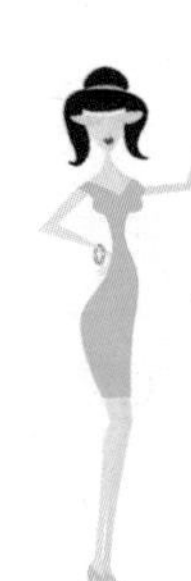

健康指示

以兩種少脂肪的牛奶確保健康！

亞式蜜豆冰用脂肪少的脫脂奶及椰子奶更是健康。奇異果及芒果所含的維生素C能協助鈣質的吸收。

減重筆記

日　期	體　重	腰　圍	心　情
			☺　☹
			☺　☹
			☺　☹
			☺　☹
			☺　☹
			☺　☹

④加熱後梨子的甜度更高

焗梨子

101大卡
鹽分 ………… 0.2克
脂肪 ………… 0.9克
鈣 ………… 169毫克

材料（4人份）

脫脂奶粉……………………………………60克
梨子…………………………………………1個
A 砂糖……………………………………1小匙
A 檸檬汁…………………………………2小匙
雞蛋………………………………………1/2個
砂糖……………………………………1　1/2大匙
香草精……………………………………少量
糖粉………………………………………少量

作法

① 梨子削皮，切成6等份去除果核，再切成一口大小。以耐熱容器將A一起混合以保鮮膜包裹在微波爐（500W）加熱4分鐘。
② 脫脂奶粉以1/3杯水溶解之。
③ 以缽將雞蛋打散與砂糖混合蒸煮之，到達到人的體溫時即停止。混合②並加香草精攪拌。
④ 在烤盤上將①排放將③全部淋在其上，之後再將糖粉撒滿，然後以烤箱烤7～8分鐘。

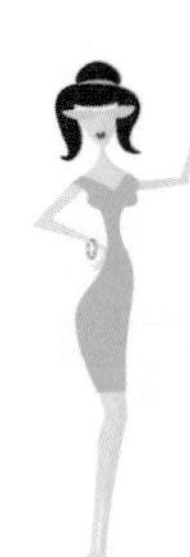

健康指示

藉梨子所含的酵素分解鮮乳蛋白！

梨子所含有的植物纖維素除能預防便祕外，也有排出膽固醇的作用，且又含有分解蛋白質的酵素，可促進脫脂奶的消化。

減重筆記

日　期	體　重	腰　圍	心　情
			☺　☹
			☺　☹
			☺　☹
			☺　☹
			☺　☹
			☺　☹

⑤可耐咀嚼的低卡蒸麵包

黑糖牛奶蒸麵包

158大卡
鹽分 ············ 0.3克
脂肪 ············ 1.3克
鈣 ············ 162毫克

材料（6個份）

脫脂奶··························60克
低筋麵粉························100克
發酵粉··························1小匙
黑砂糖··························80克
雞蛋（小）······················1個

作法

① 麵粉與發酵粉先行混合放置一旁。
② 脫脂奶以1/2杯水攪溶之。
③ 黑砂糖削細或以食物器具弄碎。
④ 雞蛋放在缽裡打散，以打蛋器攪拌加③再攪拌到完全溶解為止。其次再加②混合，最後加①徹底的完全混合。
⑤ 以直徑5公分大小的模型敷以烤箱用紙倒進④，在已發出蒸氣的蒸籠裡蒸上20分鐘。

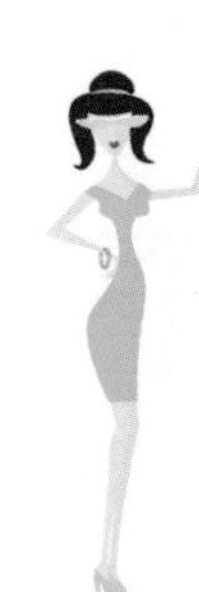

健康指示

將有害健康的脂肪減低，補充微量的礦物質！

以脫脂奶取代牛奶可以減低脂肪，提高咀嚼感。材料中的黑砂糖，在砂糖類中也屬低卡的，食用時更可補充微量的礦物質。

減重筆記

日　期	體　重	腰　圍	心　情
			☺ ☹
			☺ ☹
			☺ ☹
			☺ ☹
			☺ ☹
			☺ ☹

請堅信：脫脂奶混拌食材可增強瘦身效果！

2.脫脂奶搭配飲料

攪拌健康食材，脫脂奶飲料的美味及其瘦身力更強！身體的代謝異常也可以得到調整而變得苗條！

①鳳梨脫脂奶戰勝便祕

鳳梨脫脂奶飲料

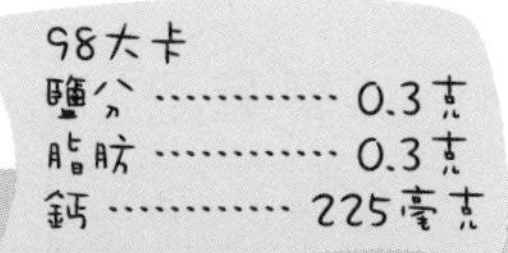

材料（1人份）

脫脂奶粉……………………………………20克
鳳梨（淨重）………………………………50克

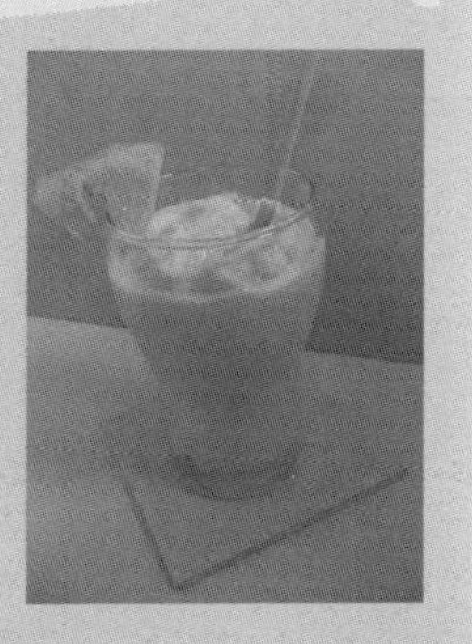

作法

① 鳳梨切成一口大小放進冷凍庫約冷凍1小時。以容器3/4杯水將脫脂奶粉溶解，溶解後將其置於冷凍庫冷凍約1小時。
② 將①放入果汁機攪拌，即可盛杯飲用。

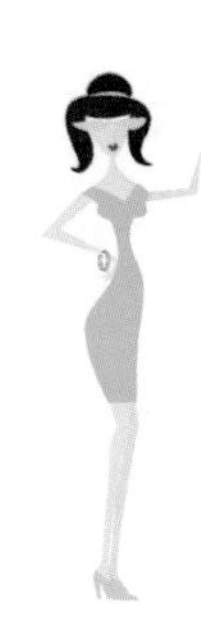

健康指示

幫助消化、解消腹脹！

鳳梨所含酵素、鳳梨蛋白酶具有整腸（bromelain）作用，可防止食物在腸內過度發酵。與具酸味成分的檸檬酸也能共同發揮促進消化的能力。

減重筆記

日　期	體　重	腰　圍	心　情
			☺ ☹
			☺ ☹
			☺ ☹
			☺ ☹
			☺ ☹
			☺ ☹

②紅豆飲料消除浮腫令人一再想喝，回味無窮！

紅豆牛奶

124大卡
鹽分 ………… 0.3克
脂肪 ………… 0.3克
鈣 ………… 223毫克

材料（1人份）

脫脂奶粉……………………………………………………20克

紅豆（罐頭，加糖）………………………………… 2大匙

作法

① 容器以1杯水將脫脂奶粉溶解，放進冰箱冷藏。

② 杯子內放入紅豆將①倒入混合即成。

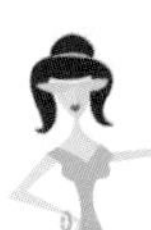

健康指示

脫脂奶混拌飲料能支持糖與脂肪改變為能量！

紅豆有豐富的食物纖維能促進排便，以及糖類代謝不可或缺的維生素B1及脂肪代謝的維生素B2、又皂甘（saponin）可降低膽固醇，對於去除浮腫也非常有效果。

③消除疲勞的香蕉與焦糖好搭配！

香蕉焦糖拉得

744大卡
鹽分…………0.3克
脂肪…………0.3克
鈣…………222毫克

材料（1人份）

脫脂奶……………………………20克
精製細砂糖………………………1大匙
香蕉………………………………1/4支

作法

① 鍋子放入細砂糖，用中火混合（避免燒焦）作成焦糖，熄火。
② 將①的焦糖放入3/4杯水溶解焦糖，再放脫脂奶粉以中火攪拌溶解。一滾開即熄火，倒入杯裡，添加切碎的香蕉即可。

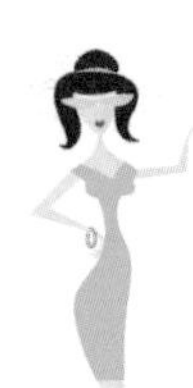

健康指示

檸檬酸燃燒脂肪也消除身體疲勞！

香蕉的檸檬酸為代謝不可或缺的成分，能燃燒體內能量，消除疲勞，對於運動後的代謝也很適宜。果膠質（食物纖維）及寡醣對預防便祕很有效果。

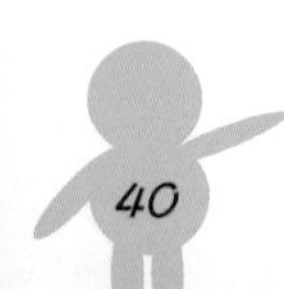

④提升女性賀爾蒙，邊攪邊喝為要訣！

芝麻黃豆粉牛奶

111大卡
鹽分…………0.3克
脂肪…………3.4克
鈣…………228毫克

材料（1人份）

脫脂奶粉……………………………20克
黃豆粉……………………………1小匙
白芝麻……………………………1小匙

作法

以鍋子放入1杯水，脫脂奶粉及黃豆粉等攪拌以中火煮開。一滾開即可盛杯，並加芝麻即可飲用。

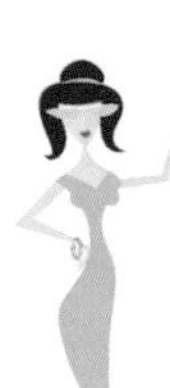

健康指示

預防更年期的不適及骨質疏鬆症！

黃豆粉所含大豆異黃酮在人體內與女性賀爾蒙作用相似，可防止更年期的不適症及骨質疏鬆。此外芝麻中的鐵質對虛冷症也具效果。

⑤柚子及藕粉令人暖從心生

柚子牛奶

102大卡
鹽分 ………… 0.3克
脂肪 ………… 0.2克
鈣 ………… 221毫克

材料（1人份）

脫脂奶粉	20克
藕粉	1/2大匙
砂糖	1小匙
柚子皮（磨碎）	少量

作法

① 鍋子以3/4杯水，脫脂奶粉、藕粉、砂糖混拌溶開，以小火邊加熱邊攪拌直至滾開即熄火。

② 將①倒入杯中，將柚子皮灑上即成。

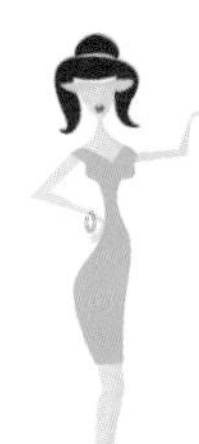

健康指示

可作為能量，提升體溫！

柚子香成分及檸檬油精可促進血行，並提升代謝。另外，藕粉作為能量源產生熱量，可使體溫上升極具瘦身功效。

(七)脫脂奶簡易美味食譜七類16例

瘦身成分豐富的脫脂奶或酸酪乳與其他的食材的搭配性也超優。將脫脂奶大量的用於日常的飲食文化裡，對健康的瘦身與慢性病的預防都大有益處。

1.脫脂奶簡易美食食譜

與各種各樣食材皆有可能搭配的脫脂奶，讀者不妨親自試試其製作的食譜！

減重筆記

日　期	體　重	腰　圍	心　情
			☺　☹
			☺　☹
			☺　☹
			☺　☹
			☺　☹
			☺　☹

①搭配性極佳的雞蛋食譜

蛋湯（鈣323毫克）

材料（4～5人份）

雞蛋……1個
脫脂奶粉……3大匙
水……3大匙
胡蘿蔔……1支
洋蔥……1/2個
芹菜……1/2支
培根……3片
水……1000ml
高湯塊……2個
乳酪（butter）……10克
鹽及胡椒……各適宜
芫荽（香菜）（切碎）……1大匙

作法

① 胡蘿蔔縱切1/4，再切成銀杏葉形薄片，培根與洋蔥切碎。
② 鍋裡放乳酪（butter）與①加入快炒、放水及高湯塊再煮。蔬菜熟了，以鹽、胡椒調味。
③ 用水溶解脫脂奶粉，加入雞蛋混合。
④ 將③放進②並熄火，灑入切碎的芫荽（香菜）即可盛入容器。

菠菜夾餡餅（鈣448毫克）

材料

雞蛋……………………………………………1個
脫脂奶粉…………………………………3大匙
水……………………………………………2大匙
披薩用乾酪乳（cheese）………………… 2克
菠菜………………………………………… 80克
洋蔥………………………………………… 1/8個
培根……………………………………………1片
小番茄…………………………………………6個
乳酪（butter）…………………………… 10克
鹽及胡椒……………………………… 各適宜
做派用麵糰…………………………………150克
乳酪（butter）…………………………… 10克
低筋麵粉………………………………… 適量

作法

① 在餡餅盤塗上乳酪（butter）並灑上低筋麵粉。
② 盤上鋪上原料薄餅、鋪滿後將邊緣多餘的切除。用叉子在底部叉孔，敷上烤箱用紙，以180℃烤箱烤約15分鐘。
③ 菠菜川燙後瀝乾水份，切成2公分長度。洋蔥切片，培根切碎。
④ 平底鍋以乳酪（butter）炒洋蔥及培根，洋蔥熟了後，就加入菠菜，以鹽、胡椒調味。
⑤ 脫脂奶粉以水溶解加蛋混合，再加進④混合。
⑥ 將⑤倒入②，其上放披薩用乾酪及排上小番茄。
⑦ 在烤箱以182°烤10分鐘。

②去除腥味的肉類食譜

蕪菁（大頭菜）鹽雞肉丸（鈣185毫克）

材料（6份）

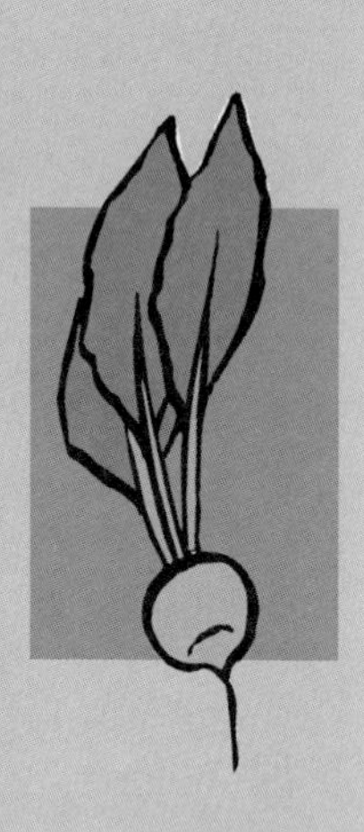

蕪菁（大頭菜）……………………………6個
雞胸肉……………………………………150克
脫脂奶粉…………………………………2大匙
洋蔥………………………………………1/2個
乳酪（butter）…………………………10克
水…………………………………………800ml
高湯塊……………………………………1個
脫脂奶粉…………………………………3大匙
水…………………………………………3大匙
低筋麵粉…………………………………適量
鹽及胡椒…………………………………各適量
（裝飾用）豆苗…………………………適量

作法

① 切碎的洋蔥以乳酪（butter）炒過放涼。
② 雞肉與①脫脂奶粉、鹽、胡椒加以混合。
③ 蕪菁（大頭菜）去葉、削皮切去上部1/5，以大湯匙挖出裡層物，並撒上低筋麵粉。
④ 挖出的裡層物切碎備用。
⑤ 將②塞進蕪菁（大頭菜），塞滿後，再撒低筋麵粉並予整形。
⑥ 鍋裡放水及高湯塊，滾開了將④、⑤、蕪菁（大頭菜）填雞肉丸，放進鍋裡，煮到雞肉熟了為止。
⑦ 加入以水溶解的脫脂奶粉再煮2～3分鐘。
⑧ 以豆苗散放裝飾之即可食用。

味噌豆腐鍋（鈣602毫克）

材料（約4人份）

牛、豬肉絞肉……………………………………150克
洋蔥……………………………………………… 1/4個
砂糖………………………………………………2大匙
醬油………………………………………………2大匙
米酒………………………………………………1大匙
味噌………………………………………………1大匙
脫脂奶粉…………………………………………2大匙
水…………………………………………………1大匙
沙拉油……………………………………………1大匙
豆腐……………………………………………… 兩個
（裝飾用）蔥…………………………………… 適量

作法

① 豆腐以保鮮膜包裹放進微波爐加熱3～4分鐘，並去除水份。

② 洋蔥切碎以油炒之，加絞肉、砂糖、醬油、米酒、味噌等調味。

③ 加進以水溶過的脫脂奶粉混合，並熄火。

④ 豆腐切成適宜大小，將③排放在其上，灑上蔥即可食用。（附：蔥可用芽蔥，或白蔥。）

③香又速配的馬鈴薯食譜

馬鈴薯烙餅（鈣282毫克）

材料

馬鈴薯……………………………………………………大2個
脫脂奶粉…………………………………………………4大匙
水…………………………………………………………3大匙
粉…………………………………………………………2大匙
鹽及胡椒…………………………………………………各適量
乳酪（butter）……………………………………………20克
培根（配料用）……………………………………………2枚
南瓜（zucchini）…………………………………………1/2個
鼠尾草（sage）……………………………………………適量

作法

① 馬鈴薯削皮蒸熟後磨碎，加入以水溶解的脫脂奶及太白粉攪拌。

② 加鹽、胡椒調味，在馬鈴薯未變色之前，以平底鍋用butter像煎餅一樣的煎馬鈴薯餅。

③ 培根與切成1公分厚的南瓜，以平底鍋炒之並調以鹽、胡椒，當做配料。

④ 將②、③盛入容器，加點butter，以鼠尾草葉裝飾。

藍乾酪（blue cheese）馬鈴薯泥（鈣567毫克）

材料（約4人份）

馬鈴薯……………………………………………2個
脫脂奶粉…………………………………………4大匙
水……………………………………………………100ml
藍乾酪………………………………………… 50克
鹽…………………………………………………… 少量
菊苣（chicory）……………………………………1克

作法

① 馬鈴薯洗淨以保鮮膜包裹，在微波爐加熱以至柔軟為止。
② 剝皮後將其磨成泥狀，加入以水溶解的脫脂奶粉好好混合之。
③ 再加切細了的藍乾酪加以攪拌，以少許鹽調味。
* 可以菊苣或喜歡的蔬菜或脆餅等配合食用。
* 也可作成像市售的馬鈴薯泥。

④含鈣豐富的米飯食譜

毛豆飯（鈣284毫克）

材料（約4人份）

米……………………………………………3杯
水…………………………………………720ml
脫脂奶粉…………………………………2大匙
鹽…………………………………………1小匙
毛豆（冷凍去夾）………………………120克
抹茶………………………………………1小匙

作法

① 米洗淨後，泡水30分鐘以上。
② 將①加入脫脂奶粉、鹽、抹茶攪拌，以電鍋悶煮。
③ 煮熟了再加入毛豆蒸約30分鐘。
④ 毛豆要與米飯完全攪拌，盛好在碗裡再灑上抹茶。

海鮮炒飯煲（鈣1279毫克）

材料（28×18cm方形狀一份）

米……………………………………400克
開水…………………………………520ml
高湯塊………………………………2個
洋蔥…………………………………1個
鹽及胡椒……………………………適量
乳酪（butter）……………………20克
脫脂奶粉……………………………5大匙
水……………………………………100ml
無爾貝………………………………6個
蝦……………………………………4尾
公魚（wakasagi）…………………6尾
百里香………………………………適量

① 無爾貝洗淨，蝦去除背部之沙腸、公魚去除內臟等。
② 洋蔥切碎以乳酪（butter）炒香，再和米一起炒。
③ 注入開水及高湯塊，加入②煮15分鐘。
④ 在耐熱皿上塗以乳酪（butter）將③放進並排上①，澆上以水溶解的脫脂奶粉。
⑤ 散放百里香，以180℃的烤箱，烤約20分鐘即成。

⑤餘味香濃的味噌食譜

味噌烤茄子（鈣380毫克）

材料（約4人份）

茄子……………………………………………4支
味噌…………………………………………… 80克
砂糖……………………………………………4大匙
米酒……………………………………………1大匙
高湯……………………………………………100ml
麻油……………………………………………1匙
脫脂奶粉………………………………………2大匙
水………………………………………………1大匙
白芝麻………………………………………… 10克
沙拉油…………………………………………2大匙
（裝飾用）防風（或其他蔬菜）…………… 適量

作法

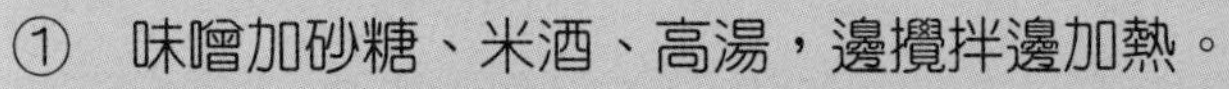

① 味噌加砂糖、米酒、高湯，邊攪拌邊加熱。
② 開始呈現糊狀時，就將以水溶解的脫脂奶加入，最後將麻油滴入並熄火。
③ 茄子縱切剝開，以沙拉油炒之，熟了就在其剝開面將②塗上，並灑白芝麻。
④ 以烤箱烤到味噌快要焦了為止。
⑤ 盛盤並以防風裝飾之。

牛奶文蛤味噌湯（鈣639毫克）

材料（約4人份）

文蛤……………………………………………300公克
高湯……………………………………………800ml
味噌…………………………………………… 50克
脫脂奶粉………………………………………2大匙
水………………………………………………2大匙
蔥（切碎）……………………………………1大匙

作法

① 文蛤洗淨。
② 高湯加熱，滾開了放入①，文蛤開口了即將味噌加入溶解。
③ 將以水溶解的脫脂奶粉倒入並熄火。
④ 盛碗，加蔥花調味即可食用。

⑥格外滑潤的蛋黃醬食譜

甘薯及蔬果沙拉（鈣672毫克）

材料（約4人份）

甘薯……………………………………500克
蔬果……………………………………1個
蛋黃醬………………………………… 50克
脫脂奶粉………………………………4大匙
水………………………………………2大匙
鹽……………………………………… 適量
切片杏仁……………………… 100克（裝飾用）
芫荽（香菜）………………………… 適量

作法

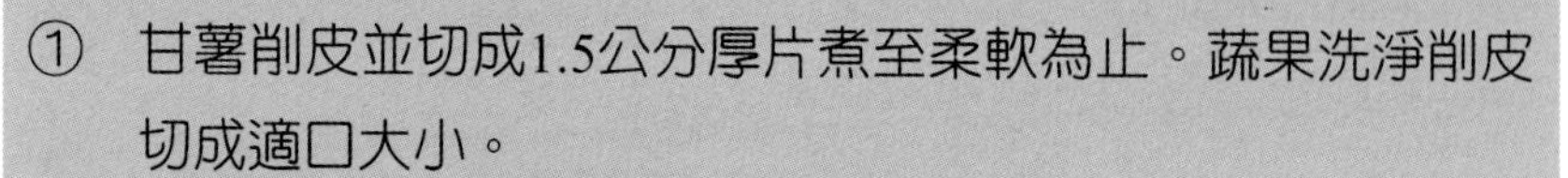

① 甘薯削皮並切成1.5公分厚片煮至柔軟為止。蔬果洗淨削皮切成適口大小。
② 切片杏仁以平底鍋炒至茶褐色。
③ 以缽用水將脫脂奶粉、蛋黃醬攪拌之。
④ 將①與③攪拌並混合。
⑤ 以鹽調味，裝盤，灑上②，最後以芫荽（香菜）為裝飾。

12.牛奶蛋黃醬吐司（鈣385毫克）

材料

吐司……………………………………………………2片
蛋黃醬………………………………………………30克
脫脂奶粉……………………………………………3大匙
水……………………………………………………2大匙
蘆筍…………………………………………………2支
玉米（罐頭）………………………………………1大匙
洋菇（罐頭）………………………………………3個
剝殼蝦………………………………………………6尾
花椰菜………………………………………………1/4房
鮪魚（罐頭）………………………………………20條

作法

① 花椰菜分成適口大小，蝦去沙腸後皆予以燙熟。
② 蘆荀煮燙後切段。玉米及洋菇去除水份、洋菇切成1/4朵。
③ 脫脂奶粉以水溶解加蛋黃醬拌攪。
④ 將③塗在吐司上，一片以①及鮪魚作表面裝飾，另一片以②為表面裝飾。
⑤ 以烤箱將其烤至微焦為止。

雞肉及馬鈴薯焗（鈣373毫克）

材料

馬鈴薯……………………………………小3個
雞胸肉……………………………………200克
蛋黃醬…………………………………… 60克
脫脂奶粉…………………………………5大匙
水…………………………………………3大匙
洋蔥……………………………………… 1/2個
乳酪（butter）………………………… 20克
鹽及胡椒………………………………… 適量
白葡萄酒…………………………………2大匙
匈牙利椒（paprica）………………… 少量
迷迭香……………………… 少量適量（裝盤用）
乳酪（butter）…………… 少量適量（塗盤用）

作法

① 馬鈴薯切成1/4塊，再切成5公分厚度，以保鮮膜包著用微波爐加熱到軟熟為止。
② 洋蔥切成薄片，雞胸肉切成一口大小，一起以butter炒熟加鹽、胡椒並淋上白葡萄酒調味。
③ 脫脂奶粉以水溶解與蛋黃醬好好攪拌。
④ 耐熱皿以butter塗之，將①與②一起放入。
⑤ 淋上③並撒上匈牙利椒，排上迷迭香，進烤箱烤到微焦為止（約6分鐘）。

牛奶沙拉醬烤牡蠣（鈣274毫克）

牡蠣……………………………………………8個
沙拉醬…………………………………………30克
脫脂奶粉………………………………………3大匙
水………………………………………………2大匙
芫荽（香菜）…………………………………適量

① 殼洗淨，牡蠣從殼中取出。牡蠣去除水氣後放回殼裡。
② 以鋁箔紙依牡蠣大小作成朶，放於烤箱的烤盤上，其上放牡蠣以固定之。
③ 脫脂奶粉以水溶解和沙拉醬攪拌之。
④ 牡蠣之上澆以③在烤箱用180℃烤到呈現有焦色為止。
⑤ 以芫荽（香菜）裝飾之。

⑦麵粉菜單

烤蘋果碎塊（鈣696毫克）

材料（18～23公分方型1份）

低筋麵粉……300克
砂糖……130克
魚鹽乳酪（butter）…… 200克
脫脂奶粉…… 50克
蘋果…… 1個（塗盤用）
乳酪（butter）…… 10克
低筋麵粉…… 適量

作法

① 烤盤塗上butter，撒上低筋麵粉。
② 以缽將低筋麵粉、砂糖及脫脂奶加以攪拌。
③ 將butter切細加入，用手弄碎butter同時加以混合。
④ 將③的3/4量平鋪在烤盤中。
⑤ 在烤箱以170℃烤15分鐘，排上切成3公分厚度的扇形蘋果，再撒上剩餘的③，再續烤20分鐘即完成。

牛奶椰子甜點（鈣377毫克）

材料（約15份）

乳酪（butter）……………………………… 100毫克
砂糖…………………………………………… 60克
低筋麵粉……………………………………120克
脫脂奶粉……………………………………5大匙
烘烤椰子（roast coconut）……………… 30克
水……………………………………… 1～2大匙
糖粉………………………………………… 適量

作法

① 低筋麵粉、脫脂奶粉及砂糖一起攪拌均勻。
② butter切細加入用手揉搓混合，再加入椰子混合。
③ 加水使①②匯總。
④ 烤盤鋪以烤箱紙（oven paper）將③揉成丸子（約一口大小）並排之。
⑤ 以180℃烤20分鐘，以糖粉撒在其上即可食用。

(八) 脫脂奶膳食療法體驗記

由脫脂奶塑身成功的體驗者陸續出現！尤其是將專業人才的成功祕訣，附上脫脂奶酸乳酪的健康減肥成功者，中澤博士的講評與介紹，使人們更具信心，樂於嘗試。

十天腰圍即縮小了6.8公分，一個月體重減輕2.4公斤。脫脂奶塑身膳食的成功祕訣，由體驗者親自說明：

減重筆記

日　期	體　重	腰　圍	心　情
			☺ ☹
			☺ ☹
			☺ ☹
			☺ ☹
			☺ ☹
			☺ ☹

(九) 瘦身成功者報告

1.以脫脂奶塑身，成功者報告　A

體驗者：德永由美子女士（31歲，主婦）

德永女士與先生及他們兩歲多的孩子彩乃組成的三人家庭，以脫脂奶代替鮮奶油做的料理，是他們全家的拿手菜餚。

以原始的構想利用於料理與酸酪乳！

不但美味且腰圍也減少5.7公分而令人欣喜！

味美且可減肥，頗有很划算的感覺！

德永女士生產後，肚子周圍生成的脂肪，好像套著救生圈般，感覺羞於見人。不可思議的是在10天中，成功地將腰圍降了近10公分。

德永由美子女士說：「初嚐脫脂奶酸酪乳時，感覺很好吃但是心中懷疑，真的能塑身嗎？但在短時間內腰圍就減少了5.7公分，自己也嚇了一大跳。在酸酪乳中，加了黃豆粉或芝麻做為表面裝飾，所以在體驗中，身體狀況也很良好。在料理時也加以應用，食用脫脂奶後反而覺得美味，所以覺得很划算」。

塑身的三種脫脂奶吃法

實際上出乎意料的是德永女士並不喜歡乳製品的特殊氣味。但卻能夠將脫脂奶當成美味繼續攝取，是否有特別的秘密呢？不喜歡乳製品，但想塑身的人要仔細聆聽囉。

(1)脫脂奶表面裝飾（topping）要注意有益健康的材料！

(2)晚上做，放到隔天早上食用，以聰明的方法將乳製品特殊的氣味減低！

(3)代替牛奶或鮮奶油，使用於料理以便全家都能夠塑身減肥！

德永女士的塑身吃法之一

刻意的使用「對健康有益」的表面裝飾……芝麻，黃豆粉，蔬菜。

德永女士說：使用混合黑豆，黑芝麻等五種黑色材料的「黑黃豆粉」，不但美味且營養豐富。另外，這也與「加鹽燙熟的蠶豆等酸性食材很搭配」。

德永女士的塑身吃法之二

因為要省事，所以以果汁機一口氣多做一點，貯藏於冰箱就好了！

德永女士說，「脫脂奶酸酪乳如用果汁機混合即可節省時間，更可以輕鬆好做」。以果汁機做的酸酪乳較為軟一點，可以像飲料一般地飲用。

將其移至保存容器貯藏於冰箱過夜，第2天就成為軟軟滑順的酸酪乳。更者，乳製品特殊的氣味也會消失，使酸酪乳更為好吃。

德永女士的塑身吃法之三

建議：以脫脂奶代替牛奶與鮮乳油！

以脫脂奶代替鮮奶油（cream）做意大利麵的醬料很美味，其他也以脫脂奶代替麵粉，做油炸物的裹衣。

以稍微冷卻的高湯溶解脫脂奶亦可。

使用於料理，勤於攝取脫脂奶，也發現全家人都喜歡的菜點。

為了使其容易溶解，以茶葉過濾網過濾脫脂奶粉。

裝入附蓋的容器，放置在廚房中，以便可隨時取用。要加入菜餚中，以茶葉過濾網過濾後，即不會產生結塊難溶的情況。

因為太太開始攝取脫脂奶，自然地先生也跟著食用，「等發覺有了變化，在10天後，體重減少了2公斤，也沒有特別地做運動，所以很驚訝」丈夫泰裕先生說。

10天的試吃日記

第2天　脫脂奶與酪梨搭配

以脫脂奶、蛋黃醬、醬油、山葵醬混合的沙拉醬，淋於酪梨做成西式沙拉，味道極佳。

第5天　添加於市售即食濃湯可使味道提升

對市售即食濃湯（Potage）添加脫脂奶，感覺增加濃厚味與甜味。由此可輕易地攝取脫脂奶，所以在匆忙的早晨也很合適。

第9天　減肥效果是1天攝取3次好像較有效

由於脫脂奶酸酪乳的飽足感而使食量會減少，有胃變小的感覺。有了這種效果後，每餐食用脫脂奶酸酪乳，可使食量變小。

大小變化	食用前	食用後	效果
腰圍	76.4公分	70.7公分	腰圍　減少5.7公分
肚圍	87.5公分	84.4公分	肚圍　減少3.1公分

2.以脫脂奶塑身，成功者報告　B

體驗者：飯島瞳女士（34歲，主婦）

為了美容很注重膳食生活與運動。飯島女士並不喜歡酸酪乳的酸味，但脫脂奶酸酪乳的酸味很溫和，所以可以持續食用。

食用脫脂奶酸酪乳一個月，飯島女士肚圍減少了5.5公分，體重減少約2.5公斤！

不放棄而繼續食用，肚子的周圍塑身成功

經過1個月的膳食調整療法（diet），飯島女士成功於將肚圍變小了5.5公分，但開始時很懷疑能否塑身。

「開始食用脫脂奶酸酪乳後，約3天無法順利排便，還以為不適合自己的體質。但再想回來，可能是脫脂奶攝取量不足，每次再少量增加，同時連蔬菜、水果一起食用，以自己的方式改變。結果從第7天開始，排便即順暢，1個月後體重減少了2.5公斤！因為這樣的效果，決定不再輕易放棄」。

塑身的三種脫脂奶吃法

(1)調節脫脂奶的食用量，找出適合自己的用量！

(2)添加膳食纖維豐富的材料，改善通便效果！

(3)調配脫脂奶酸酪乳，想出吃不膩的方法！

飯島女士的塑身吃法之一

飯島女士說，開始食用時，排便不順利，嘗試增加份量，將脫脂奶加入五大匙即轉為下痢。後來不斷地將脫脂奶都少量增加，找出自己的適合的份量。

飯島女士的塑身吃法之二

配合蔬菜湯或青汁粉末，提升美味！對腸胃也很適合，為了改善通便也考慮表面裝飾（topping）的變化。對蔬菜湯調整時，添加脫脂奶，就變得很美味。或許因這樣效果，久違的朋友竟說，皮膚變得更漂亮了。

(1)對脫脂奶酸酪乳，試添加青汁粉末與寡醣。飯島女士說「味道變溫和，更美味」。

(2)對脫脂奶酸酪乳添加芒果與冷凍香蕉做為表面裝飾（topping）。「很好吃且飽足感也足夠，很適合做點心。」

飯島女士的塑身吃法之三

「只將脫脂奶酸酪乳用於製做成冰凍果汁牛奶凍（sherbet）也會受到小孩的歡迎！」飯島女士說「做法很簡單，所以很輕鬆。」其他也應用於沙拉的調味醬。

(1)脫脂奶酸酪乳400克，只要約1小時就可凍結。放上水果即成為很好的點心。

(2)對脫脂奶酸酪乳只添加檸檬汁、鹽、胡椒的沙拉醬。很適合拌沙拉。

1個月的試吃日記

第11天　1天排便2～3次！菜湯的效果佳。

胡蘿蔔汁加脫脂奶冷卻後食用，托蔬菜汁的福，排便很順暢！肌膚情況也變好。

第21天　第3週起體重開始遞減，真令人高興！

酸酪乳果汁凍放上好幾樣的水果，看起來就叫人垂涎。體重也一天一天地減輕。

第27天　加上冷凍香蕉的口感更是美味好吃！

以冷凍香蕉加入脫脂奶酸酪乳當早餐。香蕉的糖分提振精神、冰脆的口感更是美味。

大小變化	食用前	食用後	效果
體重	55.4公斤	53.5公斤	體重　減少1.9公斤
肚圍	86.5公分	81.0公分	肚圍　減少5.5公分

3.以脫脂奶塑身，成功者報告　C

體驗者：津津浦綠女士（37歲、主婦）

到目前為止已嘗試過好多膳食療法（diet），但都因遭遇到挫折而終止，又反覆嘗試的津津浦女士，認為脫脂奶為可食用的膳食療法且容易持續。

塑身開始時，幾乎都是以甜品為表面裝飾

津津浦女士說「以前都以水果罐頭，甜餡丸子（湯圓）等為表面裝飾」。食用的時機也是餐前或餐後錯亂不一。

改變酸酪乳的表面裝飾

改變了表面裝飾，自然地體重也減輕了！

因為貪甜，津津浦女士塑身初期是以水果罐頭或甜餡丸子（湯圓）為表面裝飾，

「以生鮮水果或穀類改變表面裝飾再行挑戰，食用時機也改變在餐前，因有飽足感，食量也自然地減少到以前的約2/3的程度。結果，一直無法減輕的體重，持續了1個月之後體重減少2.4公斤、腰圍減少2.7公分。肌膚也感到有彈性而且滑嫩」

1個月的試吃日記

第14天　最喜愛的甜點，再也不想吃了。

以奇異果加脫脂奶酸酪乳在午餐前食用。最近很不可思議的現象是看到糕點，也不垂涎貪吃了。

第22天　飲料因方便，當可期待持續！

近來，很熱中於將脫脂奶滲在咖啡或紅茶飲用。一天喝上3至4杯，脫脂奶的攝取量也增多了。

第25天　食量減少，每天腸胃也舒服！

早餐前喝加了脫脂奶的咖啡就不會有空腹感，自然地食量也減少了。餐後也有便意，也很通暢。

大小變化	食用前	食用後	效果
腰圍	72.7公分	70.0公分	腰圍　減2.7公分
體重	58.4公斤	56.0公斤	體重　減2.4公斤

4.以脫脂奶塑身，成功者報告 D

體驗者：吉田由美女士（32歲、主婦）

以可可+脫脂奶且施行週末軟性斷食將體重減少2公斤，肌膚更紅潤！

在電視上看到脫脂奶訊息，立刻上街購買而遇到缺貨的吉田女士。旋即以網路採購，成為天天構想創意而實踐的塑身者。

吉田女士週末軟性斷食食譜

早餐	脫脂奶可可酸酪乳200公克
午餐	脫脂奶可可酸酪乳100公克 糙米飯1碗
晚餐	脫脂奶可可酸酪乳100公克 煮百頁豆腐2塊

2週試吃日記

第2天　感覺到提高了整腸效果！

以可可粉作為脫脂奶酸酪乳的表面裝飾當早餐。從早餐後感覺肚子就很充實，感到脫脂奶酸酪乳的整腸效果。

第6天　排便順暢，像是身體減輕了！

週末施行軟性斷食，體重減輕了約1公斤。食量有控制但還是1天解便2次，且感覺到腸胃功能很活潑。

第10天　以脫脂奶使日常料理降低熱量

晚餐以脫脂奶煮豬肉與蘑菇，比平常的烹調方式低熱量且好吃，先生也很喜歡。

大小變化	食用前	食用後	效果
腰圍	68.0公分	63.6公分	腰圍減　4.4公分
肚子	78.4公分	75.8公分	肚子減　2.6公分

5.以脫脂奶瘦身成功者報告 E

體驗者：山口玲奈女士（29歲　公司職員）

經年累月的惱人便祕及肚子的脹氣消失了！

從小女孩時就患嚴重的便祕，到現在也常有四天不上廁所的山口女士，嘗試食物及運動等各種方法都無法獲得改善，只對脫脂奶大為感謝！

曾有2週不通的便祕，像是魔術般的消失了

山口女士從小女孩時開始，即有便祕的煩惱，她說「中學生時，曾有二週沒有排便，必須到醫院看醫生。也有一次吃半個萵苣，也是4天才排便1次的經驗。但是吃了脫脂奶酸酪乳，第1天就感到腸胃活動得很活潑，第3天煩惱纏身的便祕痛苦像魔術般的消失了。從此就離不開脫脂奶酸酪乳了」。

脫脂牛奶＋寒天，更能使肚子暢快！

以保存容器裝著脫脂牛奶加寒天，攜帶到辦公處所的冰箱保存，午餐前也可以食用。

1個月的試吃日記

第8天　紅茶改換茶葉，跟著味道變化好極了

加了楓糖紅茶，牛奶的氣味更加好吃！以櫻花紅茶茶葉等取代紅茶，恰如其分的口感簡直樂透了！

第15天　因忙碌而產生的痘痘治好了！

以低卡且能填飽的脫脂奶寒天生菜沙拉為晚餐。最近，肌膚透明細膩滑潤，好像臉部的輪廓整潔高雅許多。

第23天　褲子鬆了，身體也輕盈了！

黃瓜章魚酢加了脫脂奶寒天，真是乾淨俐落的美味。下腹緊縮了、平日常穿的內褲也變鬆了。

大小變化	食用前	食用後	效果
腰圍	67.5公分	65.0公分	減少2.5公分
體脂肪率	24.9%	23.5%	降低1.4%

6.以脫脂奶瘦身成功者報告　F

體驗者：森田愛子女士（29歲、主婦）

僅10天的時間，腹部縮小6.8公分！

森田女士患了嚴重的便祕，3天有1次排便就算是好事了。而且有經常依賴軟便劑的狀況。這回，向消除頑固的便祕及體重減輕的目標挑戰！

頑固的便祕與肌膚乾裂一並去除！

起初，肚子只是咕嚕咕嚕的叫而已，到了第3天以後，每天就有自然的排便現象。而且眼睛周圍乾巴巴的肌肉也變得細嫩了！脫脂奶的效果真是驚人。

大小變化	食用前	食用後	效果
腹圍	83.0公分	76.2公分	減少6.8公分

森田女士偏好牛奶醬油佐料汁，無論炒、煮菜餚皆適合而當成珍品。下午茶加無糖可可作成烤打發蛋（souffle）是一大成功，孩子也很讚賞。

7.以脫脂奶瘦身成功者報告 G

體驗者：岩田徑子女士（31歲、主婦）

僅10天的時間，體脂肪降2%，肚子的脹氣也沒了！

岩田女士所煩惱的是夏天也很容易乾燥的肌膚與便祕現象。尤其是便祕，肚子脹脹的是多麼的不舒服。脫脂奶能解決問題，比什麼都無話可說。

小細紋不再顯眼了！

自從食用脫脂奶之後，便祕就明顯改善，肚子也不再感到脹脹的。肌膚也紅潤了，眼睛也顯得明亮了！小細紋也不覺得顯眼，甚為驚人。

岩田女士喜愛抹茶脫脂奶，因其可消除牛奶的風味，對不喜歡牛奶氣味的人可以接受！她也偏好冬粉與蔬菜的生菜沙拉，因以牛奶醬油佐料相配合而深覺美味！

大小變化	事前	事後	效果
體脂肪率	22%	20%	減少2%

8.以脫脂奶瘦身成功者報告　H

體驗者：佐藤京女士（32歲、主婦）

10天之間就覺察到效果！
從此將長久持續下去！

每天早上30分鐘的步行與柔軟體操為日常的功課。每週1次到瑜伽教室或健身房流汗的運動愛好者佐藤女士。更以脫脂奶達成健康生活的目標。

實際體驗到健康效果，也開始珍惜脫脂奶料理

第2天體驗到的是排便效果，第7天感覺到的是美肌效果，此次嘗試的結果，發現脫脂奶在料理上有寬廣的使用層面。無論哪個食譜都經濟美味。佐藤女士從此將會持續下去。

可簡單作成的辣椒味噌煮鯖魚，已成為佐藤家固定的食譜。最最令人著迷的是加入鳳梨的酸酪乳飲料，也是很想向朋友們推薦的美味！

大小變化	事前	事後	效果
體脂肪率	25%	23%	減少25%

9.以脫脂奶瘦身成功者報告 I

體驗者：刈田有紀女士（24歲，公司職員）

每天早上1杯酸酪乳與跳芭蕾舞，
使體重減輕3.5公斤！

經常便祕且工作忙碌容易疲倦，原來就不容易流汗，代謝也不好。從前施行膳食療法（diet）也都不能長久持續，因為喜歡酸酪乳的口感，刈田女士這次可望能堅持！

輕鬆以雞尾酒調酒器作成混合飲料！

用湯匙混合實在累人，試著以雞尾酒調酒器做做看，真是簡單又方便，更是一石二鳥！自己覺得身體輕盈了而且體重減輕得相當多，刈田女士高興至極。

晚上上床前以雞尾酒調酒器做好放進冰箱，匆忙的早上只要飲用就可以，就這樣才能繼續下來。

已跳了1年的芭蕾，身體已柔軟了許多，汗水也可淋漓盡致地流，舒服極了！

大小變化	事前	事後	效果
體重	65.0公斤	61.5公斤	減輕3.5公斤

減重筆記

日　期	體　重	腰　圍	心　情
			☺ ☹
			☺ ☹
			☺ ☹
			☺ ☹
			☺ ☹
			☺ ☹

脫脂奶酸酪乳

(一) 簡易減肥的脫脂奶酸酪乳的作法一

只要將一般無調味的酸酪乳與脫脂奶混合即可。脫脂奶酸酪乳的魅力不僅在於它的減肥效果，也在於它的輕而易舉。在此就將脫脂奶酸酪乳的基本作法介紹於後。

要準備的東西

○ 一般無調味酸酪乳400公克（置放於較大的容器）
○ 脫脂奶60公克
○ 紙巾（廚房用紙等也OK）
○ 橡皮筋
○ 湯匙

＊容器與湯匙請先殺菌。

①市售一般無調味酸酪乳400公克，加入市售脫脂奶60公克，置於容器內。

②一般無調味酸酪乳與脫脂奶以湯匙好好混合之。

③為使乳酸菌繁殖，玻璃器皿以紙巾與橡皮筋封口，置於攝氏20～30度室溫中經12小時使其發酵。

④作好的脫脂奶酸酪乳，其酸味被壓抑了，脫脂奶的濃郁味加重了，感覺很美味的。保存在冰箱裡，平時早餐及下午點心時間可各取食200公克。

＊為免雜菌混入，就請儘速吃完！

（二）提高效果的脫脂奶酸酪乳的作法二

與作法一脫脂奶酸酪乳相比較，脂肪份量更少的就是這種作法。使一般無調味酸酪乳含有乳脂肪比率更少，而以脫脂奶與水為主所作成的「超級脫脂奶酸酪乳」了。以提高減肥膳食效果為目標的使用者，不妨就請挑戰這種少量乳脂肪的作法吧！

要準備的東西

- ○ 脫脂奶100公克
- ○ 一般無調味酸酪乳40公克
- ○ 水400毫升
- ○ 保存容器（寬口瓶）
- ○ 紙巾（廚房用紙等也OK）
- ○ 橡皮筋
- ○ 湯匙

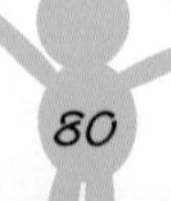

作法二作成的脫脂奶酸酪乳，與作法一相比，其脫脂奶的比率增加。脫脂奶是以牛奶將其脂肪成分抽除的脫脂奶粉，其比率雖增加，脂肪並不會隨著增加。

相反地，含有脂肪成分的一般無調味酸酪乳使用的只有40公克，就成了脂肪成分極少的脫脂奶酸酪乳了，是減肥效果極佳的純手工製酸酪乳。

＊脫脂奶易溶於冷水，如加入熱水即易結塊。

①鍋裡注入400毫升水，加熱（弱火不能滾開）即刻加入100公克的脫脂奶，混合之。

②脫脂奶溶於水後達到人的體溫，即須將鍋子離火，放涼後加入40公克的一般無調味的酸酪乳。

③將②移到別的容器（保存容器）。

④容器以紙巾與橡皮筋封好。

⑤為了保溫以毛巾將容器包裹好。

⑥放置於約攝氏40度的地方6至8小時使其發酵。（冬天放在暖爐旁最為方便，不過應注意安全）

⑦6至8小時後即形成與酸酪乳同樣的固態形狀。要保存則加蓋置於冰箱中。

⑧作成的脫脂奶酸酪乳可以小器皿盛著食用。清爽而不具異味。

＊為免雜菌進入，請儘速食用。

輕輕鬆鬆效果超群！

以脫脂奶酸酪乳作為軟性斷食

步驟一

平常（週一至周五）實踐法

早餐　僅吃脫脂奶酸酪乳200公克。

■經常不吃早餐或沒有時間吃早餐的人，也不會排斥而且很方便，為其魅力所在。

午餐　午餐一如平常食用即可。但熱量還是需要控制。

■蔬菜及海藻類仍須儘量攝取，營養素也需顧及，以期效果的顯現。

下午茶　與早餐同、只吃脫脂奶酸酪200公克。

■享用下午茶點而符合減肥條件再得意不過。而且能獲得飽足感是脫脂奶酸酪乳的秘密。

晚餐　一如平常食用即OK。不過與午餐同樣控制熱量為宜。

■儘量規避肉類及油炸物，以魚類與蔬菜為膳食重心。

推薦低脂肪的和風料理。晚餐後進行翌日脫脂奶酸酪乳的製作準備。

步驟二

週休日（週六、日）實踐法

不吃平常的膳食。早餐、午餐、晚餐，就請攝食以水果或蔬菜做成表面裝飾的脫脂奶酸酪乳各200公克。

表面裝飾之例

■草莓　草莓含有豐富的維生素C、有助於對有減肥效果的脫脂奶酸酪乳中的鈣質吸收。

■穀類　穀類具有均衡的營養素，足以補充脫脂奶酸酪乳所不足的維生素或礦物質。

■香蕉　香蕉含有能促使腸内好菌活躍的果糖、促進通便的膳食纖維，是對腸胃溫柔的水果。豐富的鈣質也對減肥有效。

■黃豆粉　黃豆粉含有寡醣及膳食纖維，是有益於整腸效果的食品表面裝飾品。更是含有豐富的對婦女病有效果而倍受注目的黃豆異黃酮。

■可可粉　可可粉含有多量膳食纖維的木質素、可減少腸内有害菌、並可增加有益菌的作用。更因可可粉含有的多酚能使血液循環順暢！

果醬與水果罐頭不宜做為表面裝飾

■果醬　在熬煮水果時大量加進砂糖而作成的果醬，其熱量及糖份皆是問題。而且長時間的加熱過程，水果的維生素C已被破壞殆盡。

■水果罐頭　同樣，罐頭的湯汁也含有大量的砂糖，要作為表面的裝飾，也是NO !!

此種表面裝飾GOOD！

■水果與蔬菜：奇異果、葡萄、鳳梨、桃子、金桔、花椰菜、番茄、胡蘿蔔、牛蒡、蘆筍、洋蔥等。

■請多利用含有多量維生素C或膳食纖維、寡醣等水果或蔬菜來補足脫脂奶酸酪乳的營養素或提高效果的表面裝飾物吧！再著，使用蔬菜時，在其上稍加點鹽會更美味。

您到底是屬於「消瘦腸」或者是「肥胖腸」？

原來減肥的成功關鍵在於「腸」！例如：不照X光也可以知道是否屬於「肥胖腸」。

腸道的檢核表

○ 常在餐後有腹脹現象
○ 用餐量減少了體重仍然不減
○ 以肉食為中心
○ 經常便祕
○ 易得痔瘡
○ 四肢容易冰冷
○ 三餐時間不規則
○ 找不出有運動的時間
○ 不能隨意健康地活動身體
○ 容易精神緊張、肌膚粗糙乾裂

有以上三項符合者即為「肥胖腸」！

在此所說的腸是指大腸，肥胖者的大腸照X光大都呈現極端鬆軟下垂的現象，這就是「肥胖腸」。自始就不易發胖苗條的人，其大腸並不過於下垂而稱為「消瘦腸」。

食物透過胃、十二指腸消化送到小腸，營養成分被肝臟吸收，營養素以外的水份或纖維質則被送到大腸。這些在經過大腸的過程中形成固形物，由直腸送到肛門以大便排出體外。

健康的大腸此一連串的消化功能是順暢的，鬆馳下垂的大腸就如同不暢通的下水道。自己的腸並不那麼輕易的可以看得到，不知是肥胖腸而放任其功能遲鈍的話，這就成了肥胖的原因了。

再怎麼竭盡所能執行減肥膳食卻一直瘦不下來，實質是還沒改善腸的狀態。減肥不成的原因是在於有「肥胖腸」！

5.消瘦腸與肥胖腸為遺傳？

長不胖的人其正常的腸上部即橫結腸彈性強、不鬆馳。相反的，肥胖者的腸整個都下垂，其橫結腸部分是極端的鬆弛。

肥胖者鬆弛的腸並非天生遺傳的，而是長時間因為飲食或運動習慣使腸的蠕動無法活潑，肥胖是因腸的運動不足所引起的狀態。

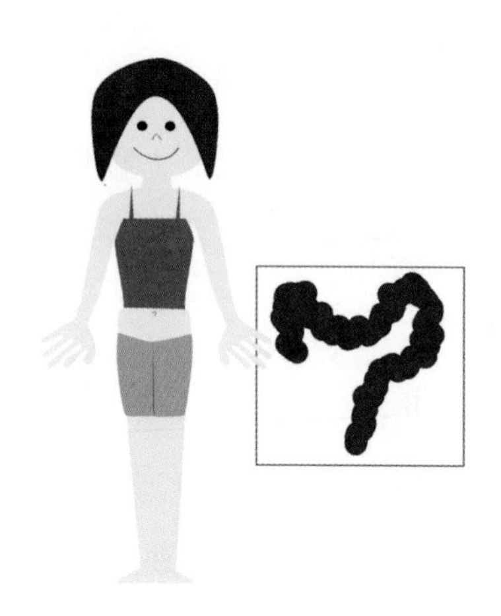

6.鬆弛的腸為何就瘦不了？

原因之一是運動不足而使鬆弛的腸道蠕動遲緩，多餘的營養成分無法從身體排泄出去。因此人體就多吸收了這些過多的成分。亦即，吃的是同樣的量，肥胖腸者其所吃的營養成分多在體內吸收殘留。其結果，脂肪在體內容易附著殘留，體重也會增加。

另一個原因是活動不良的腸其腸內會增生有害菌。腸內的微生物可分為有益菌與有害菌，腸內的有害菌增加了即成便祕。一便祕，體內就囤積有害物質污染血液、全身的新陳代謝作用因而降低。代謝作用的下降即為容易肥胖體質的最大原因。

為了減重，作適度的運動，以食物使腸的蠕動活潑，只有使肥胖腸變為消瘦腸一途而已。

不過，人們會問「要改變肥胖腸成為消瘦腸，有哪種食物呢？」

如果有：

那就是脫脂奶酸酪乳

肥胖腸就可改變為消瘦腸，使您暢快的變苗條喔！

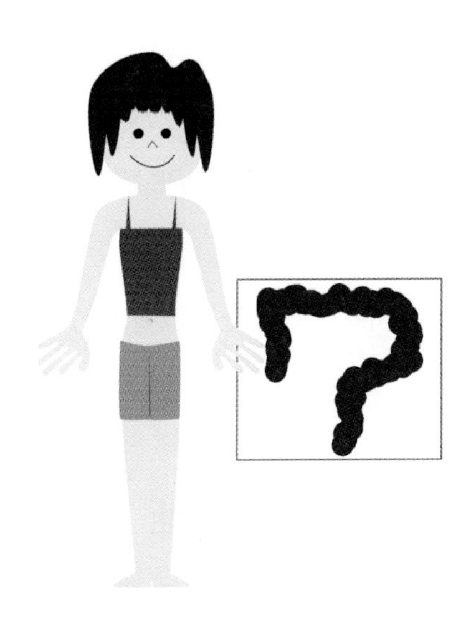

(三) 脫脂奶酸酪乳減肥膳食的四大優點

為了消瘦而損及健康，就喪失減肥的意義了，若病態的消瘦，不能叫做美麗而健康的減肥。如果是脫脂奶酸酪乳的話，就可安心的達到超優的減肥效果。在諸多優點之中，舉四個代表性的介紹於後：

1.短短的兩週肚子與臉部都漸漸的消瘦了！

中澤先生在日本電視台電視健康單元介紹了脫脂奶酸酪乳為：「可讓人消瘦的酸酪乳」。在此單元播出後，在全日本的超級市場等食品賣場所有脫脂奶即刻被搶購一空。

這也難怪，單元內4位女性嘗試了脫脂奶酸酪乳的減肥膳食，其減輕體重及體型重塑的結果，皆為這類電視單元創造最高的收視率。

短短兩週的減肥期間，平均體重減少3公斤，腰圍同時縮小10公分、體脂肪快速減少、凸出的肚了縮進去了，臉部也消瘦了。真是難得的奇蹟。

體驗這樣的減肥者，其便祕問題也一併解決了，本來緊繃的褲子也變得肥大，腹部兩邊的贅肉也消失而顯得有線條了。又能吃又能如此美麗的減重，真是減肥效果的最大恩惠。

2.簡單輕鬆的減肥酸酪乳！

脫脂奶酸酪乳是將市售的一般無調味酸酪乳與市售的脫脂奶（脫脂奶粉）混合後簡單的做成。無須特別材料，酸酪乳及脫脂奶更是價格便宜，一般社會大眾都可經鬆購買。與高價格的減肥食品不同，也不需要花費那麼多錢。其實脫脂奶經常在麵包或糕餅類食物中當做配料使用，是手邊容易取得的食材，也可安心長期繼續使用（但是不適於對乳製品有過敏的人）。

3.更上一層的美味與飽足感！

減肥一般使用脂肪與糖份皆低的無調味酸酪乳，不過只是用一般無調味酸酪乳，因其酸味容易使人壓惡無法每日堅持飲用，若為了討好自己的味覺而加糖的話，又喪失了減肥的意義。脫脂奶低熱量而且其乳糖約等於糖的1/6的甜味。混和於脫脂奶即可調整酸酪乳的酸味，以低熱量的成分供人享用，這也可說是脫脂奶酸酪乳一大優點吧！而且吃酸酪乳即有飽足感，脫脂奶的乳糖機能更可加強飽足感。有了美味又有飽足感，相信可降低精神緊張、提高減肥的成功率。

4.有美肌效果也有健康效果！

便祕為美容大敵！一開始減肥即有如服瀉藥般即刻改善便祕的不適，黑斑、面皰等也自然消失。而且在減肥中脫脂奶也可補充蛋白質與鈣質，短時間的減輕體重也不致於對肌肉骨骼產生不利的影響，亦即可防止肌膚老化及預防骨質疏鬆。除此之外，脫脂奶酸酪乳有超豐富的乳酸菌與鈣質。攝取多量的乳酸菌可強化免疫力，乳製品的鈣質對體脂肪的燃燒作用或心神安定作用皆甚優異，對血糖值或血壓的安定亦有極大的幫助。

(四) 脫脂奶酸酪乳的活用

1.只要添加食用即可加強瘦身能力！

表面裝飾（topping）創意的推薦一再怎麼效果顯著，每天吃同樣的味道也難免產生厭惡……。摻加新鮮水果或健康食材強調不一樣的風味，不但美味且可加強瘦身效果！

2.加強「鈣」的吸收

吸收率較高的脫脂奶酸酪乳鈣，藉表面裝飾之助可提高其吸收率！享受美食樂趣，且可接連不斷地燃燒多餘的體脂肪真是一舉兩得！

■葡萄柚　富含維生素C，是低卡的水果，同樣具瘦身效果。有助促進腸胃活動的檸檬酸含量亦多。

■木瓜　除含有助於吸收維生素A及C之外，新陳代謝不可或缺的B1、B2也很多，尚含有稱為木瓜酵素的蛋白質，可做為分解酵素而發揮很大的功效。

■柑橘　含大量的維生素C，可協助吸收鈣，維生素B1、B2、P等含量也很多，鈣、鏻、鐵等的礦物質也豐富。

■番茄　所含維生素A、C、檸檬酸等，有助於對鈣的吸收。又其所含維生素B6能支持脂肪或蛋白質的代謝。

■奇異果　每天吃2顆奇異果就足夠補給1天所必需的維生素C的

含量，食物纖維所具有的果膠質也多，其他尚含有蛋白質分解酵素，能幫助消化，可協助便祕的預防及膽固醇的排出。

■草莓　富含能協助鈣吸收的維生素C。只要5顆，1天的維素C必需量就足夠，對感冒的預防也很有效。

■柿子　柿子的糖份可促進乳酸菌的增生，維生素A、C可預防浮腫，對便祕有解除效果的食物纖維也很豐富。

3.提升「整腸效果」

添加良好整腸效果的食材，脫脂奶酸酪乳減肥威力就更猛了！能解消妨礙瘦身的便祕，就讓瘦身輕而易舉吧！

■穀類　充滿食物纖維的穀類，耐齟嚼有飽足感為其加分。混加水果乾或堅果類等的三合一也是上選。

■香蕉　充滿食物纖維及寡醣的香蕉，可整腸健胃環境。成為能量源的醣質也很豐富，很適合當早餐的表面裝飾。

■水果乾　少量也能攝取豐富營養的水果乾。具有豐富食物的纖維，例如：棗子，充滿鐵質的葡萄乾，藍莓乾或杏仁果等，皆可選用。

■寒天粉　只要剪開添加進去，就可輕易獲取寒天粉。食物纖維能促進腸胃的蠕動。

■黃豆粉　寡醣能促進雙叉桿菌的增生，調整腸胃狀況，又因黃豆粉所含的食物纖維，能使腸胃的蠕動更為活潑。

■甘薯　食物纖維的纖維素能吸收酸酪乳的水份使排便量增加。同時也是食物纖維的一種紫未莉苷（jaeapin）具有能軟化糞便的效果。

■芝麻　一大匙（9克）的芝麻約有1克的食物纖維。其也含有能抗氧化作用的維生素E，並含有對預防慢性病有作用的亞麻油酸。

減重筆記

日　期	體　重	腰　圍	心　情
			☺　☹
			☺　☹
			☺　☹
			☺　☹
			☺　☹
			☺　☹

(五) 脫脂奶酸酪乳的升級版

可當早餐的替代品！

對身體的失調有效！脫脂奶酸酪乳飲料

與水果或蔬菜混合，即可享受簡單的飲料。請與對身體失調有效的食材一起飲用。

活用脫脂奶酸酪乳食材可解決便祕，具有美肌、治療感冒、紓緩虛冷症、消除浮腫等的效果。

以下食譜是針對上述病症特別設計整理的。

減重筆記

日期	體重	腰圍	心情
			☺ ☹
			☺ ☹
			☺ ☹
			☺ ☹
			☺ ☹
			☺ ☹

解便祕

①帶粘稠的口感
最適合早上的營養補給

152大卡
鹽分……………0.2克
脂肪……………2.4克
鈣……………2.5毫克

香蕉棗子飲料

材料（1人份）

脫脂奶酸酪乳……………………………………………1/2杯
香蕉……………………………………………………1/4支
棗子（無子）……………………………………………2個

作法

① 香蕉去皮，切成一口大小，棗子以1/4杯水浸泡。
② 脫脂奶酸酪乳與①的香蕉、棗子及浸泡的水，以果汁機攪拌之，即可盛杯。

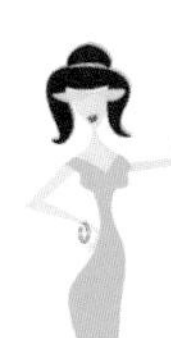

健康指示

食物纖維的作用使排便順暢！香蕉或棗子所含的食物纖維能加強脫脂奶酸酪乳的治療便祕效果，食物纖維的飽足感也可防止暴飲暴食！

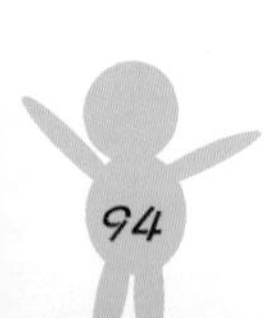

美肌

②更具甘甜及酸味的飲料

磨漿的胡蘿蔔汁

164大卡
鹽分 ………… 0.3克
脂肪 ………… 3.4克
鈣 ………… 319毫克

材料（1人份）

脫脂奶酸酪乳……………………………………… 3/4杯
胡蘿蔔汁……………………………………… 40克
檸檬汁……………………………………………2小匙
蜂蜜………………………………………………1小匙

作法

胡蘿蔔去皮切成一口大小，以果汁機用1/4杯水和其他材料一起攪拌，即可盛杯。

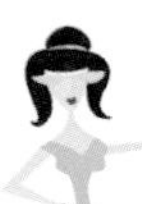

健康指示

改善因紫外線所引發的肌膚病變！

胡蘿蔔的β-胡蘿蔔素可保護頭髮及指甲的健康，預防肌膚細紋。又檸檬的檸檬酸，可減輕肌膚疲憊，維生素C可預防雀斑、青春痘，對肌膚發揮照料機制。

感冒

③南瓜殘留的顆粒口感引人入勝

南瓜汁飲料

161大卡
鹽分 ………… 0.3克
脂肪 ………… 3.5克
鈣 ………… 314毫克

材料（1人份）

脫脂奶酸酪乳……………………………3/4杯
南瓜（淨重即去皮、種子）………………… 40克

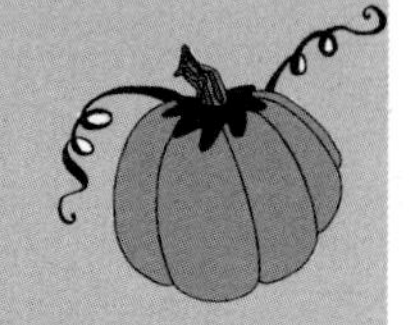

作法

① 南瓜削皮後去除種子以保鮮膜包好，用500W微波爐加熱1分鐘。
② 以缽裝①，用湯匙等物搗碎，加水1/4杯，脫脂奶酸酪乳攪拌，即可盛杯。

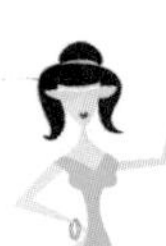

健康指示

預防感冒，並紓緩眼睛疲勞！因南瓜的維生素C可強化免疫力，對感冒的預防具有效果。再者，胡蘿蔔素對皮膚及粘膜有保護作用，可解除眼睛疲勞。

虛冷症

④無缺點餘味讓人心情舒暢

128大卡
鹽分 ………… 0.3克
脂肪 ………… 3.4克
鈣 ………… 342毫克

小松菜的飲料

脫脂奶酸酪乳……………………………………………………3/4杯
小松菜………………………………………………………… 20克

小松菜粗切，以果汁機加1/4杯水及脫脂奶酸酪乳攪拌混合，即可盛杯。

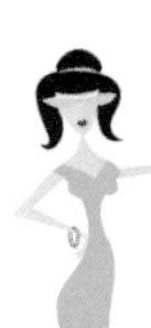

健康指示

可解決女性的煩惱，虛冷或便祕等等！

小松菜是具有維他命A、C、E、鈣等高營養豐富的蔬菜。有可排出多餘水份的鉀及鐵離子，也含有多量可協助改善便祕的食物纖維。

浮腫

⑤可享受蘋果的口感也可飲用

110大卡
鹽分…………0.2克
脂肪…………2.5克
鈣…………2.7毫克

蘋果汁

材料（1人份）

脫脂奶酸酪乳……………………………1/2杯
蘋果…………………………… 1/4個（50克）

作法

蘋果去除果核，切成一口大小加1/4杯水，及脫脂奶酸酪乳用果汁機攪拌混合即可盛杯。

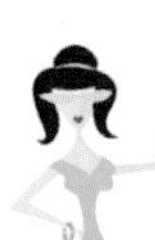

健康指示

促進水份代謝，預防身體的浮腫

蘋果的鉀可調整鹽份及水份的平衡，預防浮腫。食物纖維的果膠質在體內不易被消化，其能吸著老舊廢物及膽固醇等以糞便排出體外。

(六) 脫脂奶酸酪乳Q&A

1.減肥　美味　簡單

教你製做好吃的祕訣，及膳食療法的重點等，解答關於脫脂奶酸酪乳的相關疑問

Ⓠ 脫脂奶酸酪乳對什麼人適合呢？

Ⓐ 除了對乳製品都有過敏症的人以外，是從幼年到老年人都適合的膳食療法（diet）。尤其是罹患便祕而肥胖的人、下腹凸出的人、體脂肪過多的人、煩惱肌膚粗糙與肥胖的人，血壓、血糖值或膽固醇值等趨高而有肥胖趨勢的人都適合。

Ⓠ 只吃酸酪乳（yogurt）會減肥嗎？

Ⓐ 在攝取三餐之前多吃酸酪乳，的確因促進通便或飽足感而加強膳食療法（diet）的效果，又具有食療效果的鈣會產生脂肪燃燒作用，如只吃酸酪乳，則要每天吃1公升才會發揮效果。然而攝取如此大量的酸酪乳，雖然在體內容易被吸收，但其他脂肪成分會隨著被吸收而有多餘脂肪同時被吸收的結果。因此，如只想攝取酸酪乳並可以產生脂肪燃燒作用的人，則要限制飲食。因為添加脫脂奶，就可強化鈣

的脂肪燃燒作用，所以可以提升食療效果，酸酪乳的量也可減半，飲食限制也不必那麼嚴格了。

Ⓠ 如沒有脫脂奶時，可否使用咖啡奶精？

Ⓐ 咖啡的奶精粉主要由植物性脂肪所製成，因此熱量也偏高。更者，具有膳食療法（diet）效果的鈣較少，所以對膳食療法幫助不大。

Ⓠ 脫脂奶粉要怎麼保存？

Ⓐ 脫脂奶粉並沒有必要貯藏於冰箱。從冰箱拿出，收進時的溫差的結果，容易結塊，所以低溫保存會失去其疏鬆的狀態。市售的脫脂奶粉有分小包裝與大袋包裝，但大包裝要確實將其密封，避免陽光直射，貯存於適當的場所即可。

Ⓠ 如何將脫脂奶粉利用於烹飪？

Ⓐ 將脫脂奶粉溶於味噌湯或咖哩醬，混合於漢堡的餡料或蛋糕粉中，就可以顯出濃厚香味，營養價值也提高。以鍋煮飯時，用大湯匙加入脫脂奶粉1至2杯後煮熟，就可得到具甜味且膨鬆的米飯。雖然沒有脫脂奶酸酪乳那麼好，但攝取這些料理也可利用脫脂奶，期待其膳食療法（diet）的效果。

3 「酸酪乳（YOGURT）」膳食療法（DIET）＋美容法

最新研究發現「減肥酸酪乳」（yogurt）其即時燃燒脂肪的膳食療法（diet）效果大。

共立女子大學院教授

中澤勇二

(一) 腹部的脂肪容易減少

有人認為：牛奶或酸酪乳（yogurt），乾酪（cheese）的乳製品，其熱量高，對膳食療法（diet）很不利，如此錯誤的想法極為普遍。

然而據最新研究發現：乳製品的鈣有促進體內脂肪燃燒的功用。

例如：據美國乳製品業界的報告，對低熱量的膳食療法菜單（diet menu）加上低脂肪或無脂肪的牛乳1天3杯，就比只攝取膳食

療法的膳食，其體脂肪被多燃燒，而體重會減少。這種膳食療法的特性是腹部的脂肪容易減少，但不會使肌肉減少。

又據印地安那州立普渡大學的諦卡殿教授等的研究結果，1天的攝取熱量在1900大卡以下時，標準體重的年輕女性，如1天攝取1000毫克鈣，則很明顯地其體脂肪會減少。

這樣的效果，可能是只對乳製品的鈣才有的特異性。選擇對於每一天的鈣攝取量少，患有肥胖症的非洲系男性為研究對象，顯示證實這推論的有趣結果。如果讓其攝取從前的二倍多鈣含量的酸酪乳，則在一年後其體脂肪明顯減少。

最近在田納西大學的全麥爾教授等做了以下的引人注意的報告。

利用遺傳性肥胖症老鼠所做的實驗中，嘗試餵食脫脂奶則老鼠其體脂肪的蓄積減少。

由此顯示，在牛乳成分中，可推想含有可提高鈣的膳食療法效果的成分。

更有，據全麥爾教授的實驗，明瞭對遺傳性肥胖症的老鼠餵食多量鈣，其體溫會上升。這是熱量（energy）轉變成熱能發散的結果。即表示脂肪呈容易燃燒的狀態。

(二) 可創造容易減肥的腸道

那麼為了膳食療法（diet）的目的而攝取乳製品時，要攝取什麼，而攝取量是多少呢？

以前述的諦卡殿教授等的研究為準，1天如自乳製品攝取1000毫克的鈣，則牛乳需要1公升，酸酪乳即要900公克。如要每天攝取這些量，就甚為困難了。

因此要推薦的是對酸酪乳（yogurt）混合脫脂奶粉的塑身方法。

脫脂奶粉最大的特性是含有跟牛乳相同的營養素，然而熱量卻顯著為低，所以是膳食療法最適當的乳製品。

將這脫脂奶適量的添加於酸酪乳，即可抑制熱量，將一次攝取的鈣量，輕而易舉地增加。

由於配合酸酪乳與脫脂奶，更能期待膳食療法的效果了。

肥胖者的腸道以蠕動（將食物向前推動的動作）緩慢者為多，常將食物停留在腸道（便祕）的狀態。這樣的結果，腸道會吸收多餘的營養並產生有害菌，而這就是肥胖形成的原因之一。

將酸酪乳混合脫脂奶，放置一定時間後，已確定酸酪乳所含的乳酸菌會繁殖更多。這乳酸菌會產生促進腸道蠕動物質的功用。

換言之，攝取混合脫脂奶的酸酪乳，可造成蠕動活潑的腸道，容易減肥，形成不易長胖的腸道。這也幫助消除便祕，抑制肥胖。

當然也降低因便祕的原因所引起的肌膚粗糙，預防免疫力（抵抗疾病的力量）的降低，進而對大腸息肉（polyp）或大腸癌的預防也有效。

希望更美麗，更健康的人一定要試試看。

減重筆記

日 期	體 重	腰 圍	心 情
			☺ ☹
			☺ ☹
			☺ ☹
			☺ ☹
			☺ ☹
			☺ ☹

去除多餘的角質，改善黑斑或皺紋

傳授酸酪乳（yogurt）的美容術

皮膚科院長　山田美奈

(三) 去掉肌膚的污穢，肌膚變光滑細嫩

在肌膚最表面的角質細胞，通常大約一個月後就變成污垢自然剝落，被新角質細胞所替換。這稱為**新陳代謝**（turn over）。

但是隨著年齡增加或受紫外線等的影響，肌膚的汰舊換新不順利的話，角質會蓄積於表皮，角質層即會加厚。

角質層變厚後，皮膚會失去透明光澤變成污穢，肌膚顏色變濃，呈現暗沉。

又毛孔周圍的角質蓄積，則皮脂的出口被塞住成為角栓（皮脂與角質混合塞住毛孔的狀態），毛孔會成凸出粒狀，或成為青春痘的原因。再由於黑色素（melanine）不能被順利排出，這也是成為黑斑的原因。

為了消除由這種角質肥厚所引起的各種肌膚問題，美容皮膚科等就以「化學脫皮」（chemical peeling）的方法來處理。

所謂化學脫皮是以果酸（fruit酸）「α-hydroxy酸的總稱，有羥

乙酸（glycolic acid）、乳酸、蘋果酸、檸檬酸、酒石酸等」塗於肌膚，使其浸透於角質細胞的間隙，使細胞間的結合脆弱化，讓增厚層化的角質有剝落的現象。

於表皮所蓄積的老廢角質剝離脫落，是剝了一層舊皮，剛新生的亮白肌膚復甦過來。同時對肌膚的細胞給予刺激，對於乾燥肌膚，青春痘，小細紋或黑斑等治療也有效。

如果使用酸酪乳來敷臉，雖然沒有像使用藥劑那麼強烈，但仍可期待有類似化學脫皮的效果。酸酪乳所含的乳酸能發揮除去多餘角質的效果，所以可消除黑斑，使肌膚變得光滑細嫩。

另一方面，角質層也有保護外來的對肌膚刺激的功用。因此，要實施化學脫皮時，醫師要考慮皮膚肌質等因素以後，再決定使用美容藥品的酸度或處理的時間等。

這一點酸酪乳的乳酸效果比較溫和，所以要自行敷臉時就可放心。

再者關於乳酸的作用，多餘的角質被去除後，更有對肌膚有益作用的成分，且更容易浸透的優點。

例如，酸酪乳含有乳酸或稱為乳清的水溶性蛋白質，或含磷等礦物質、維生素B1、B2等營養素。這些成分會浸透至肌膚，補給營養亦可保濕。

(四) 恢復肌膚的滋潤，改善細紋

據某化妝品公司所做的研究，酸酪乳表層的上澄液的乳清含有防止老化變性的膠原蛋白（collagen）。

皮膚中含有80%的膠原蛋白與20%的水份，膠原蛋白是保持皮膚彈性的蛋白質。由纖維芽細胞（生成真皮的膠原蛋白的細胞）的作用力，如網狀般連結的膠原蛋白，被拉緊保持緊繃狀態，因此讓肌膚有彈性，保持濕潤狀態。

然而隨著年齡老化膠原蛋白會硬化且失去柔軟度，皮膚會變得缺乏彈性，鬆弛下垂形成皺紋。

乳清中的乳清蛋白，具有活化拉緊膠原蛋白的綠維芽細胞的作用，且可拉緊鬆弛肌膚且使肌膚恢復張力，所以脫脂奶酸酪乳可以改善消除皮膚的細紋。

以酸酪乳敷臉的方法很簡單。將適當量的酸酪乳塗於肌膚，不要磨擦，稍微等一下讓其成分被吸收，再沖水洗淨即可。然後為了不留脂肪成分在肌膚上，以洗面乳等好好地洗臉就好。也可以使用具有殺菌、保濕作用的蜂蜜混合使用。

但是不要敷臉太久，因為酸酪乳的乳脂成分氧化後，反而對肌膚有不良的影響。這方法在短時間內就可得到效果，所以**敷臉時間宜應限在15分鐘以內，以每週1次效果最好。**

又，若選擇以酸酪乳敷臉，在臉部選一小塊肌膚先試敷，如經過15分鐘後，也沒有發紅、搔癢等異常現象出現再全臉使用，預先確認是否適合自己的肌膚，再使用脫脂奶酸酪乳美容較為安全。

減重筆記

日　期	體　重	腰　圍	心　情
			☺　☹
			☺　☹
			☺　☹
			☺　☹
			☺　☹
			☺　☹

> **最新研究發現酸酪乳（yogurt）不但對癌症也對肝病或高血壓有顯著減緩效果。**
>
> 原信州大學教授細野明義

(五) 比牛乳營養價值高

將牛乳以乳酸菌發酵所製成的酸酪乳（發酵乳）是含有豐富的營養素的健康食品，同時具有預防各種疾病的功用。攝取酸酪乳，則乳酸菌不但會調整腸內的情況，對於癌症或高血壓等各種疾病，也可期待有抑制的效果。

酸酪乳的效果可分為營養面與生理活性機能（使身體動能活潑化）的兩方面來思考。

首先就營養面來看，酸酪乳含有比牛奶更豐富的營養價值。為什麼酸酪乳比牛奶在營養上更優秀呢？這秘密在於由乳酸菌發酵的緣故。牛奶除了維生素C與食物纖維以外，含有全部人體所需的營養素。酸酪乳更由於乳酸菌的作用，比牛奶更易被人體吸收，同時營養價值也提升了。

經由發酵，牛奶的蛋白質分解為胺基酸，乳脂肪分解為脂肪酸。換言之，牛奶本來含有的營養素變成體內更容易吸收的成分。尤其值得一提的是牛奶的優質蛋白質變成更容易吸收的狀態。

而牛奶所含的糖類一乳糖，經由乳酸菌分解是最大的特性。牛奶的乳糖在小腸內被稱為乳糖酶（lactase）的酵素（促進分解的物質）來分解、吸收。但是有人患有乳糖不耐症，也就是乳糖酶分泌少的人。這種人喝了牛奶即肚子會咕嚕咕嚕叫，患有乳糖不耐症的人可以吃酸酪乳代替喝牛奶。

牛乳為鈣的寶貴供給源，酸酪乳可使牛乳中鈣的吸收率提高。乳酸菌所製成的乳酸，將腸內調整為更適合吸收鈣的環境。

此外，乳酸菌本身含有維生素，在乳酸菌繁殖的過程中會製造維生素的一種，例如葉酸或菸鹼酸的物質。由於這些特點，就維生素的種類或量來說，酸酪乳比牛奶更為優秀了。

(六) 預防各種疾病的酸酪乳

其次，讓我們觀察酸酪乳對人體的功率。近年來，酸酪乳廣受歡迎的原因是其對人體的功用，逐漸被弄清楚了。調整腸道的情況，改善通便，降低膽固醇，預防癌症的發生，血壓正常化等，已證實其對人體的各種生理活性機能的影響。

下述為其主要功用。

1.整腸作用

這是酸酪乳的最基本的機能。酸酪乳所含的乳酸菌可抑制腸內腐敗菌如大腸桿菌和沙門氏菌等的繁殖。

2.促進排便作用

酸酪乳對便祕有改善的作用。如前述酸酪乳可改良腸內細菌狀態，有整腸作用。伴隨著整腸作用，乳酸菌創造功用也同時發生使腸道受到刺激。

因此，攝取酸酪乳，其腸道蠕動（將腸道內容物向肛門輸送的運動）也提高通便，促進排便次數增加。

實際上，提供60歲以上的高齡者攝取酸酪乳，據調查結果是排便次數增加了。而且糞便中的細菌比例變化，有害菌明顯地減少了。

3.膽固醇降低作用

過量攝取膽固醇會引起動脈硬化，並易引發心臟病。

論文研究報告提出連續攝取酸酪乳，血液中的膽固醇會降低。但什麼樣的結構使膽固醇降低，尚未有更進一步的研究結果。實際上膽固醇降低的實驗數據，就值得引起大家注意了。

4.抗癌作用

日本為世界第一的長壽國，但其癌症仍然排在死亡原因的第一

位。今天，乳酸菌受到醫學專家的注意，其原因是對癌症的效果被證明的緣故。實際上，關於癌症有值得注意的數據。

先介紹具體的例子。調查持續攝取酸酪乳的人與不攝取者的腸內的比較結果。常吃酸酪乳的人，其腸道內的致癌物質較少。

據科學家在試管內所做的實驗顯示，確認酸酪乳具有弱化致癌物質的毒性。對人工製成的致癌物質添加於酸酪乳，結果是致癌性物質的毒性降低了。

對移植過癌細胞的實驗動物所做實驗中，餵食酸酪乳後，癌細胞的增生被抑制了。關於這一點，世界上已有好幾篇科學研究論文發表了這項結果。現在已證實酸酪乳具有抗癌作用。

由這一點，酸酪乳可說是預防癌症，又可抑制癌細胞增生的優良食品了。

5.降血壓作用

長期持續保持最高血壓在160毫米以上狀態，則腦溢血的危險性會增加。高血壓的人比血壓正常者，其血液中的鈣或鉀、維生素C的含量更少。

尤其重要的是鈣，牛奶為鈣的寶貴供給源，更好的是酸酪乳。乳酸菌所製成的乳酸或醋酸會更進一步提高鈣的吸收率。高血壓者攝取酸酪乳，就可以有效地攝取不足的鈣。因此可期待其降低血壓作用。

其他，酸酪乳有提高免疫力（對疾病的抵抗力），保護肝臟恢復肝臟機能的作用等都被證實了。

奉勸各位為了維持健康，預防疾病，請積極地活用脫脂奶酸酪乳吧。

減重筆記

日　期	體　重	腰　圍	心　情
			☺　☹
			☺　☹
			☺　☹
			☺　☹
			☺　☹
			☺　☹

減重筆記

日　期	體　重	腰　圍	心　情
			☺ ☹
			☺ ☹
			☺ ☹
			☺ ☹
			☺ ☹
			☺ ☹

4 牛奶豆腐

(一) 牛奶豆腐的做法

1.做150～200克的牛奶豆腐

牛奶…………………………………………………… 1公升
醋………………… 25毫升（糯米醋，黑醋，蘋果醋等）
（如以脫脂奶粉做）
脫脂奶粉………………………………………………20克
水………………………………………………… 850毫升
醋………………………………………………30毫升

濾網盆
折疊紗布

(1) 將1公升牛奶入鍋加熱至80℃，即以鍋邊會燙手為準。
(2) 等溫度達到所希望的溫度後，加入醋，慢慢攪拌加熱，但不要讓其沸騰。

(3) 當牛奶會呈現半凝固結塊現象，之後固體與液體全會呈分離狀態，待液體部分變成黃色並透明後即停止加熱。

(4) 將折疊雙層的紗布，佈在濾網盆中，倒入(3)加入過濾。

(5) 稍微冷卻後，將紗布絞緊（注意溫度，避免燙傷）。以促進過濾，放置30～60分鐘以瀝乾除去水氣。剩下的牛奶豆腐保藏於冰箱，儘量在第二天內，將其吃完。

☆ 如要以脫脂奶粉做材料時，先將其以溫水溶解後，再加溫與牛奶的方法相同處理即可。

☆ 紗布可以折疊雙層過濾即可。如只做少量也可以使用咖啡的過濾紙（paper drip）。

☆ 將醋稍微多加一點，即可做成較紮實的豆腐。相反地，如要添加其他食品於牛奶豆腐時，則要少加些醋就可以製成較軟嫩的豆腐。

(二) 水果風味的牛奶豆腐

1.桔子風味

牛奶…………………………………………………500毫升

桔子汁（100%果汁）…………………………………500毫升

2.葡萄風味

材料

牛奶……………………………………………………345毫升
葡萄果汁（100%果汁）……………………………650毫升
醋或檸檬汁…………………………………………5毫升

3.鳳梨風味

材料

牛奶……………………………………………………400毫升
鳳梨汁（100%果汁）………………………………500毫升
醋或檸檬汁…………………………………………10毫升

作法

① 將牛奶倒入鍋內，加熱至約攝氏80°。
② 熱了調整為小火，加入果汁。如酸味不夠再補加醋，慢慢攪拌加熱但勿使其沸騰。
③ 當固體與液體分離時，待液體部分呈黃色且透明後就要熄火。
④ 以折疊雙層的紗布過濾，瀝乾水份。
⑤ 稍微冷卻不燙手後，將⑤束緊榨出液體。

祕訣

以果汁代替醋，就可得到水果風味的好吃牛奶豆腐。果汁以桔子汁等酸味強的較佳。酸味不足的水果，就要補加醋或檸檬汁。如使用含有酵素的哈蜜瓜（melon）、鳳梨、木瓜、奇異果等，則放置稍久就會出現苦味，所以宜做好後儘快吃完。

(三)添加酸酪乳(yogurt)的牛奶豆腐

1.利用牛奶豆腐的菜餚

①做為早餐的牛奶豆腐

一天的開始，宜重新調整身體

省去早餐，已明瞭會引起無法集中思考力的後果，產生腦的功用遲鈍等現象。又過著慌忙的早晨，常會中斷順暢的排便。牛奶豆腐所含的乳糖會調整腸道的狀態，幫助順利的排便。於前晚先做好牛奶豆腐，在最忙碌的清晨，也可簡單輕鬆地做好早餐。

②牛奶豆腐果醬吐司

材料(2人份)

牛奶豆腐……………………………………50克
吐司麵包……………………………………4片
藍莓果醬……………………………………1大湯匙
草莓果醬……………………………………1大湯匙

作法

① 吐司麵包稍微烘烤一下。
② 牛奶豆腐25克與藍莓果醬，牛奶豆腐25克與草莓果醬；各混合均勻。
③ 將②塗於①供食用。

③牛奶豆腐與菠菜的蛋包飯

材料（2人份）

牛奶豆腐……………………………………………… 80克
菠菜…………………………………………………100克
雞蛋……………………………………………………4個
番茄……………………………………………………1個
芫荽（香菜）……………………………………… 適量
沙拉油…………………………………… 1加1/2小湯匙
乳酪（butter）……………………………… 1小湯匙
鹽及胡椒……………………………………………… 少量

作法

① 菠菜以滾水燙一下，放在冷水中，冷卻瀝乾，切成3公分長，備用。
② 在炒鍋加熱沙拉油1小湯匙，將①的菠菜炒一下，加入牛奶豆腐，以鹽、胡椒調味，置於盤中待處理。
③ 取蛋液打散，以鹽、胡椒調味。在炒鍋中熱2小湯匙沙拉油與乳酪，倒入蛋液並攪拌。等呈半熟狀後，切半，使半熟蛋自然瀉下。將②的菠菜與牛奶豆腐放上倒蓋於盤中。
④ 盛於盤中，放上切成扇形的番茄及切碎芫荽（香菜）。

④添加牛奶豆腐的藥膳粥

材料（2人份）

牛奶豆腐……………………………………………… 50克
米…………………………………………………………1杯
紫米…………………………………………………1大湯匙
水…………………………………………………………2杯
枸杞子………………………………………………… 10粒
醃漬蘿蔔葉………………………………………… 15～20克

作法

① 將米與紫米洗淨，倒在篩子瀝乾。
② 在稍大的鍋內倒入①及水，浸泡約30分鐘後點火加熱，沸騰後調整為小火，煮30～40分鐘。
③ 將泡水的枸杞子加入②中煮。
④ 將切碎蘿蔔葉與牛奶豆腐加入③中，混合即可食用。

⑤可供為午餐的牛奶豆腐菜餚

慌忙的身體要充電

為了膳食療法（diet）而將午餐省略，則工作效率不佳且無法克服慌忙，牛奶豆腐所含豐富的鈣與維生素的補充，會使你體脂肪轉變為熱量，冷卻了也不會變硬的牛奶豆腐，最適合當做便當的配菜，更適合做為膳食療法時的午餐菜餚了。

⑥包牛奶豆腐的蕎麥粉薄餅（crepe）捲

材料（2人份）

蕎麥粉……………………………………………50克
低筋麵粉…………………………………………50克
雞蛋……………………………………………… 1個
牛奶……………………………………… 150公攝
乳酪（butter）………………………… 1大湯匙
沙拉油……………………………………………少量

A	牛奶豆腐	40公克	B	牛奶豆腐	40公克
	煮甜黑豆	30公克		火腿（切片）	2片
	蘋果	半個		小番茄	4個
	豆芽	少量		萵苣	2片

作法

① 在盆中倒入蕎麥粉與低筋麵粉，再加入牛奶，雞蛋以發泡器攪打混合，牛奶的添加量以麵糰的硬度來決定，以能從發泡器呈細長條狀滴下來為準。
② 在炸鍋（fry pan）中加入乳酪加熱溶解，待呈淡焦黃色後冷卻，加入麵糰中，在冰箱中醒一下。
③ 蘋果切為一口大小。火腿、小番茄切半，萵苣則以手撕成易入口大小。
④ 在平底鍋上稍稍塗油，倒入①的麵糰，將兩面煎烤。
⑤ 將A及B的材料，各以薄餅捲起來食用。

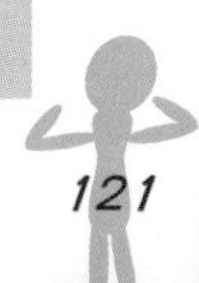

⑦牛奶豆腐與鮭魚的培果三明治

材料（2人份）

牛奶豆腐……………………………………………… 80克
培果（猶太麵包）……………………………………2個
乳酪……………………………………………………2小湯匙
燻鮭魚…………………………………………………4片
紅洋蔥………………………………………………… 半個
西洋菜（watercress）……………………………… 少量
黑胡椒………………………………………………… 少量

作法

① 將以紗布過濾的牛奶豆腐倒入方形容器，加壓成形。
② 將培果橫切為2片，在切口塗乳酪。
③ 紅洋蔥切成薄片，浸水後撈起來瀝乾。
④ 切成薄片的牛奶豆腐、燻火腿、洋蔥、西洋菜，挾在培果中間，灑上黑胡椒即可供食。

⑧牛奶豆腐與甘藍菜的意大利麵

材料

牛奶豆腐…………………………………………… 80克
甘藍菜……………………………………………… 1/4個
肩肉培根（切片）………………………………… 60克
蒜頭…………………………………………………1片
紅辣椒………………………………………………1支
意大利麵（細條者，pasta）…………………200克
鹽及胡椒…………………………………………… 少量
橄欖油………………………………………………2大湯匙

作法

① 甘藍菜、培根切成1公分寬的長條狀，蒜頭切成薄片，紅辣椒去除種子後切碎。
② 在熱水中添加少許鹽，燙煮意大利麵。在燙煮好的1分鐘前，加入甘藍菜一起燙煮。
③ 在鍋內倒入蒜頭、辣椒、橄欖油加熱，等香氣逸出後。加入培根炒熱。
④ 將②的意大利麵與甘藍菜，倒入網籠中，再倒入③在炒鍋內混合，再加入牛奶豆腐混合，以鹽、胡椒調味即可食用。

希望在晚餐享用的牛奶豆腐菜餚

牛奶豆腐與鮭魚的散壽司

一天的結束，讓身體放鬆

精神壓迫（stress）會成為暴飲暴食的原因，或引起動脈硬化、過敏性皮膚炎、老化等負面的不適。牛奶豆腐中的鈣能抑制神經的興奮，減輕精神壓迫。又蛋白質或胺基酸會抑制成為疲勞原因的5HT羥色胺（serotonin）。這裡介紹的是可放鬆（relax）身心與可安眠的晚餐菜餚。

⑨牛奶豆腐與鮭魚的散（chirashi）壽司

材料（2人份）

牛奶豆腐……………………………………… 80克
壽司米…………………………………………1杯
壽司醋…………………………………………2大湯匙
醃鮭魚…………………………………………1片
紫蘇葉…………………………………………5片
白芝麻…………………………………………1大湯匙
魚卵…………………………………………… 50克

作法

① 以壽司米蒸成稍硬的飯，淋上壽司醋與適量砂糖混合。
② 將醃鮭魚烘烤，除去魚皮，將魚肉粗略弄散。紫蘇葉細切以冷水漂洗後，瀝乾。
③ 對①的壽司飯，加上牛奶豆腐，及細切紫蘇葉，白芝麻，混合。
④ 盛於皿，撒上魚卵即可供食。

⑩油炸牛奶豆腐與綠豌豆的咖哩

材料

牛奶豆腐……………………………………………… 80克
洋蔥…………………………………………………………1個
番茄…………………………………………………………1個
綠豌豆……………………………………………………100克
沙拉油…………………………………………………1大湯匙
咖哩粉…………………………………………………2小湯匙
水……………………………………………………… 50毫升
鹽………………………………………………………1小湯匙

作法

① 牛奶豆腐以紗布過濾後，放入四方形容器，擠壓成形。切成一口大小，以低溫油炸成淺焦黃色。
② 洋蔥切碎，番茄燙一下剝皮，切成長條形。
③ 在炒鍋中放入沙拉油與洋蔥，炒至稍呈焦黃色。
④ 對③加入番茄、綠豌豆、咖哩粉、加上水50毫升煮沸至呈黏稠狀。加上①的油炸牛奶豆腐，加鹽調味即可供食。

⑪牛奶豆腐炒什綿菜

材料（2人份）

牛奶豆腐……………………………………………………80克
苦瓜……………………………………………………………半條
豆芽……………………………………………………………半斤
胡蘿蔔………………………………………………………30克
生薑……………………………………………………………少許
豬肉切薄片…………………………………………………80克
沙拉油………………………………………………2大湯匙
米酒…………………………………………………1大湯匙

a　味醂、醬油、米酒　各少量

b
- 醬油　1小湯匙
- 米酒　1大湯匙
- 味醂　2小湯匙
- 味噌　1大湯匙

作法

① 苦瓜先除種子，切成半月形薄片。
② 豆芽除去鬚根粗切，胡蘿蔔切成粗長條，生薑切碎。
③ 豬肉切成一口大小，浸於 a 調味。
④ 在油炸鍋中加入1湯匙油將生薑炒香，添加③炒熟取出備用。
⑤ 在鍋內再加1大湯匙油，加入胡蘿蔔、苦瓜、豆芽炒熟加米酒，最後加入牛奶豆腐，添加 b 調味即可供食。

⑫沙拉（salad）

牛奶豆腐現做現吃，新鮮且美味。蔬菜所含的維生素C會幫助鈣的吸收。

鱷梨（Avocado）的牛奶豆腐沙拉

材料（2人份）

牛奶豆腐……………………………………………… 80克
鱷梨（avocado）…………………………………… 1個
鮪魚………………………………………………………100克
檸檬汁…………………………………………… 半個分
紅辣椒（甜椒）………………………………… 少量
山葵醬（wasabi）…………………………… 1小湯匙
鹽…………………………………………………1/2小湯匙
橄欖油…………………………………………1大湯匙

作法

① 牛奶豆腐以紗布過濾後，倒入方形容器擠壓成形。
② 鱷梨削皮後切半除去種子，果肉切成一口大小，撒上檸檬汁，鮪魚，牛奶豆腐也切成一口大小。
③ 在盆內放入山葵醬、檸檬汁、鹽、橄欖油混合，加入②混合均勻撒上切碎紅甜辣椒即可供食。

⑬綠豌豆牛奶豆腐沙拉

材料（2人份）

牛奶豆腐……………………………………………… 80克
沙拉用綠豌豆（罐頭）……………… 1罐（120克）
芹菜………………………………………………1/4支
蘋果………………………………………………1/4個
青花菜芽菜（Brocoei spraut）………………… 1包

a
- 蘋果醋 3大湯匙
- 橄欖油 3大湯匙
- 洋蔥（切碎） 1/8個
- 鹽及胡椒 少量

作法

① 豌豆罐頭打開倒出瀝乾，澆以熱水（殺菌袋裝者則不要）。
② 芹菜切成1公分塊狀。蘋果切為3等分，再切成5毫米厚的扇狀形，浸於鹽水備用。
③ 將 a 材料混合做成沙拉醬。
④ 在盆內倒入①、芹菜、瀝乾的蘋果，並混合③。
⑤ 在皿內盛④，撒上牛奶豆腐，附上青花芽菜即可供食。

⑭蜜摩沙（一種植物香料）牛奶豆腐沙拉

材料（2人份）

牛奶豆腐……………………………………………………80克
雞蛋………………………………………………………… 2個
青花菜……………………………………………………1/4棵
胡蘿蔔……………………………………………………1/4條
甘薯………………………………………………………1/2個
黑橄欖…………………………………………………… 4個

a
- 牛奶豆腐　3大湯匙
- 蛋黃醬　2大湯匙
- 檸檬汁　1～2大湯匙
- 鹽及胡椒　少量

作法

① 水煮雞蛋（硬一點），將蛋黃壓碎，蛋白切成1分公方塊。
② 青花菜切成小株，胡蘿蔔，甘薯切成扇形燙熟。黑橄欖橫切為半。
③ 在盆中，將②與①的蛋白加入混合，加入 a 調味料再混合，盛於容器，撒上壓碎的蛋黃與牛奶豆腐即可供食。

(四) 牛奶豆腐菜餚

牛奶豆腐可做為乾酪(cheese),可以使每天的菜餚富於變化。經過加熱後,所含鈣質也不會被破壞。

1.鯛魚的拉必哥得醬(Ravigote sauce)加藥草(herb)

①菜餚

材料(2人份)

牛奶豆腐……60克
鯛魚肉……2片
番茄……1/2個
芫荽(香菜)……1大湯匙
洋蔥……1/4個
鹽及胡椒……少量
低筋麵粉……少量
橄欖油……1大湯匙
檸檬汁……1小湯匙
藥草(herb)(九層塔,薄荷)……少量
黑胡椒……少量

a
- 橄欖油,醋 各3大湯匙
- 檸檬汁 1小湯匙
- 鹽及胡椒 各少量

作法

① 鯛魚去除鱗片及魚骨,只取魚肉,洗淨後撒上鹽、胡椒,再撒上低筋麵粉。
② 煎鍋上倒進油,將①煎至兩面都呈焦黃。
③ 番茄切碎,芫荽(香菜)也細切。洋蔥細切後漂水榨乾。
④ 將a混合成沙拉醬,加入③淋在②,混合牛奶豆腐、鹽、檸檬汁。切垶九層塔與薄荷,將其添附,撒上黑胡椒即可供食。

②牛奶豆腐炒辛香料

材料（2人份）

牛奶豆腐……………………………………………100克
洋蔥…………………………………………………1/2個
生薑，蒜頭………………………………………各少量
番茄……………………………………………………1個
茄子……………………………………………………1個
秋葵（okra）………………………………………3個
沙拉油……………………………………………1大湯匙
咖哩粉………………………………………………少量
鹽…………………………………………………1/3小湯匙
胡椒…………………………………………………少量

作法

① 洋蔥、生薑、蒜頭都切碎，番茄切成細條狀，茄子粗切，秋葵切成小塊。

② 在炒鍋倒油加熱，以小火炒香生薑、蒜頭，注意不要炒焦，再添加洋蔥炒約5分鐘。

③ 對②加入茄子、秋葵炒熟，然後加入牛奶豆腐與咖哩粉一起炒，最後加上番茄拌炒，以鹽、胡椒調味即可供食。

③牛奶豆腐、豌豆莢、馬鈴薯的味噌湯

材料（2人份）

牛奶豆腐…………………………………………… 40克
高湯…………………………………………………2杯
馬鈴薯………………………………………………100克
豌豆莢……………………………………………… 40克
味噌……………………………………………… 3/2大湯匙

作法

① 馬鈴薯削皮後，切成5毫米厚的扇形狀。
② 在高湯中加進①的馬鈴薯煮至變軟。
③ 豌豆莢除去筋，斜切成半，加於②中。待豌豆莢熟透了，添加牛奶豆腐。將味噌溶入後加熱煮一下即可供食。

(五) 牛奶豆腐小點心（Dessert）

因為牛奶豆腐的熱量低，營養好，口感很紮實，所以做為膳食療法（diet）時的點心，可以獲得滿足感。

①牛奶豆腐與水果的最佳組合

材料（2人份）

牛奶豆腐…………………………………………… 80克
無花果………………………………………………1個
香蕉…………………………………………………1根
奇異果…………………………………………… 1/2個
腰果……………………………………………… 20克
蜂蜜………………………………………………2大湯匙
薄荷……………………………………………… 適量

作法

① 水果切成易入口大小，盛於盤。
② 添加牛奶豆腐於水果中，撒上腰果。
③ 添加薄荷，牛奶豆腐，再澆上蜂蜜即可供食。

②牛奶豆腐的葡萄柚慕斯（mousse）

材料（2人份）

牛奶豆腐……………………………………………… 40克
不調味酸酪乳（Plain yogurt）……………………… 1/2杯
熱開水…………………………………………… 50公撮
明膠粉（gelatin）………………………………… 2.5克
蛋白……………………………………………… 1/2個
砂糖………………………………………………1大湯匙
葡萄柚………………………………………………1個
蜂蜜………………………………………………2大湯匙
薄荷……………………………………………… 少量

作法

① 牛奶豆腐過濾，加入酸酪乳混合均勻。
② 加入明膠粉於熱開水中溶解。
③ 蛋白中添加砂糖，攪打至發泡為止。
④ 取葡萄柚果肉，切成一口大小。
⑤ 將①、②、③、④的一半量混合，倒入容器內，在冰箱內冷藏凝固。
⑥ 將剩餘的葡萄柚果肉加上蜂蜜，放在⑤上；並添加薄荷葉即可供食。

③牛奶豆腐紅豆冰淇淋

材料（2人份）

牛奶豆腐……………………………………………………80～100克

冰淇淋………………………………………………………………1杯

紅豆餡（已加糖）………………………………………2大湯匙

作法

① 將牛奶豆腐，冰淇淋，紅豆餡粗略混合。

② 在冷凍庫將①冷凍一下，盛於容器食用。

〔註〕由於混合牛奶豆腐，可抑制冰淇淋的熱量。

減重筆記

日　期	體　重	腰　圍	心　情
			☺　☹
			☺　☹
			☺　☹
			☺　☹
			☺　☹
			☺　☹

減重筆記

日期	體重	腰圍	心情
			☺ ☹
			☺ ☹
			☺ ☹
			☺ ☹
			☺ ☹
			☺ ☹

5 能實現塑身與健康的鈣

為了膳食療法（diet）有人完全不攝取含油脂食物，或以偏激的飲食過日子，或實施激烈的熱量控制，結果引起了肌膚病變、便祕而弄壞了身體，如此怎能獲得真正的美麗與健康呢？

最近已明瞭鈣可抑制體脂肪的合成，分解或減少已蓄積的體脂肪等功用。牛奶豆腐膳食療法則是以鈣的效果與均衡的營養實現塑身與健康。這方法是由日本著名的學者—中澤勇二教授，在國立大學及電視健康節目時所呼籲的主題，引起了熱烈的迴響。

對於能夠提供支持膳食療法美味的牛奶豆腐的做法與菜單。在此，做簡單的介紹，希望讀者從今天開始能夠實施可以真正獲得美麗的牛奶豆腐膳食療法。

(一) 這就是驚人的牛奶豆腐的魅力

1.新發現鈣有減肥的驚人效果！

美國普渡大學的諦卡殿（Teeganden）教授等在長達二年的研究中，發現鈣有驚人的功效。攝取鈣就可抑制體脂肪的合成，更進一步分解並減少已蓄積的體脂肪。

含鈣的食品很多，但其含量、吸收率等卻有差異。其中尤其以牛奶豆腐的鈣含量最高且吸收率亦佳，是做為膳食療法最有效果的食品。

牛奶豆腐的這一點最厲害

100克中含有約488毫克的鈣（約牛奶的5倍）

鈣的吸收率50～55%（牛奶為35～45%）

2.不塑造肥胖身體的牛奶豆腐膳食療法（diet）

含有豐富鈣的牛奶豆腐，不但能夠有效地減少體脂肪，且可將多餘的鈣所吸附的脂肪，一併排出體外。有報告指出在一星期中，體脂肪率由26%降至23%，其效果頗為顯著。

在牛奶豆腐膳食療法中，最快能真實感覺到的是由於整腸作用而得到改善便祕。實行膳食療法，因為限制飲食，所以不少人會產

生便祕，然而牛奶豆腐所含的乳糖會促使腸道活潑化，所以腸道排泄會很順暢！也有在開始食用就減少3公斤體重的驚人案例。

3.製法簡單，且很美味！

製作方法非常簡單，可在家裡製作且美味可口，這就是牛奶豆腐的魅力。由於沒有引人討厭的特別氣味，所以不敢食用乳製品的人也可以接受，並可依自己的想法做出更多的菜餚。

因此可毫無困難地落實在每天的菜單中，而且不會吃膩。

4.膳食療法（diet）以外，尚有優異的保健效果

牛奶豆腐的優點不限於膳食療法。除了改善便祕、美膚效果以外，尚有如下療效：

☆降低血壓作用

☆預防腦溢血，心肌梗塞

☆預防胃潰瘍，十二指腸潰瘍

☆預防慢性病或癌症等

以上皆已被證實對身體有益。

牛奶豆腐的優異保健效果與其所含平衡的營養價值，引起全世界的注意。現在已明瞭其對於斷奶後的嬰幼兒具有保健與保護的效果，在天災等時期牛奶不易獲得的環境下，以脫脂奶為代替原料所做成的牛奶豆腐，可做為病人或抗饑餓者的對策健康食品。

牛奶豆腐所具有的魅力，在聯合國與國際糧農聯盟（FAO/WHO/IDF）等提案下，於世界各國都受到重視。

(二) 牛奶豆腐與鈣的效果

1.牛奶豆腐與印度的仙女傳說

牛奶在世界上是從古代就被當做營養價值最高的飲料來利用。

從大約二千五百多年前，在苦行中的釋迦牟尼，由叫做蘇迦達的少女供奉牛奶粥（paneer），得保持體力遂悟道弘法。印度有稱為巴呢爾的牛奶豆腐，蘇迦達的牛奶粥，可能就是添加這巴呢爾的食物。

由牛奶的營養濃縮所製成的牛奶豆腐，是包含著對身心有益的健康力量！

2.牛奶豆腐是什麼？

牛奶豆腐與印度的巴呢爾，美國或瑞士的卡達乾酪（cottage cheese），德國的克阿爾克（Quark）等相同，為速成的無發酵，或短時間發酵所成的新鮮乾酪（fresh cheese）。

乾酪（cheese）可分為天然乾酪（natural cheese）與加工乾酪（processed cheese）。天然乾酪是在牛奶添加乳酸菌與凝乳酵素（rennet）發酵後，分離液體部分，是將乳固態物發酵而成。牛奶豆

腐為這種天然乾酪的一種，但不經過發酵熟成。加工乾酪是將一種至數種天然乾酪做為原料，加熱溶解，乳化後形成所製成的乾酪。

談起乾酷就有高熱量食物的印象。但是將脂肪成分幾乎完全除掉的牛奶豆腐，100克才有105大卡的熱量。因此最適合做為膳食療法之用。

3.牛奶豆腐的鈣吸收率非常的高！

牛奶豆腐以外的食品也含有鈣，但其吸收率卻不相同。

蔬菜、水果15～30%

小魚25～30%

牛奶35～45%

牛奶豆腐（乾酪）50～55%

為什麼牛奶豆腐能有效地被吸收呢？這是因為含有乳糖或具有生理機能的CPP（casein phosohopeptide，酪蛋白磷酸肽）的緣故。做牛奶豆腐時添加的醋或果汁所含的醋酸或檸檬酸，也是含有幫助促進鈣吸收的成分。

牛奶豆腐也不含多醣類或植酸等會阻礙鈣吸收的成分。換句話說，牛奶豆腐是有效地吸收鈣的最理想食品。

4.缺少鈣就會發胖！

人體為了要存活下去，就具有維持身體於一定狀態的體內平衡（homeostasis）的特性。如營養不足，為了保護身體而分泌各種激素（賀爾蒙），但是鈣減少則會分泌副甲狀腺激素（PTH）。

在二〇〇五年，美國普渡大學的諦卡殿教授等以18至31歲的女性為研究對象，發現副甲狀腺激素與肥胖有密切的關係。

鈣減少，身體所分泌的副甲狀腺激素會增多，為了保護身體不受飢餓，而促進體脂肪的合成，發動增加體重以能忍受飢餓的機制。

換言之，激烈的膳食療法或限制膳食而減少鈣的供給量，其代價就是讓身體發胖，這是過去膳食療法的缺點。若想不要破壞營養的平衡，積極地可以達到理想的膳食療法，就請多多利用牛奶豆腐吧。

5.一天要攝取多少鈣？

成年女性一天需要攝取600至700毫克的鈣，但據調查結果顯示，幾乎都沒有辦法達到此攝取量。

在諦卡殿教授的研究結果指出，如一天攝取1000毫克的鈣後，體脂肪會減少。

也許會想，以保健食品（supplenent food）攝取鈣1000毫克就好了。實際上要以保健食品攝取，不如以乳製品來攝取鈣，對體脂肪的蓄積更有促使其降低的效果。這在美國田納西大學的全麥爾

（Zemmel）教授，利用老鼠所做的實驗中有所結論。

乳製品的鈣以必需鈣的形態存在，所以比較適合於人體。即以牛奶豆腐等乳製品的鈣來攝取，更有膳食療法的效果。

如以牛奶來攝取1000毫克的鈣，就要飲用1公升牛奶。但是以1公升牛奶做牛奶豆腐（150～200克）的鈣含有量，則有730毫克以上。再考慮吸收率，在菜單加上一種牛奶豆腐的菜餚，即可有效地增加鈣的攝取量。

牛奶豆腐100公克所含的主要營養素

蛋白質	**13.3公克（牛奶的4倍）**
醣　質	**1.9公克（牛奶和0.4倍）**
鈣	**488毫克（牛奶的4.9倍）**

6.牛奶豆腐所擁有的健康魅力

我們常聽到精神焦慮不穩定就喝牛奶等說法，而牛奶所含的鈣或蛋白質，具有抑制神經興奮的功用，或預防骨質疏鬆等的效果乃是眾人皆知的事情。

將牛奶的成分濃縮的牛奶豆腐，尚被認為具有各種效果。以下為最近被發現的保健功效。

①降低血壓作用的效果

牛奶豆腐以及乾酪所含的肽（peptide）被確認具有妨礙血壓上升激素，血管聚縮素（angiotensin）的作用。在日本，於二〇〇〇年，東北大學齊藤忠夫教授的研究團體，對於自然發生高血壓的老鼠，以乾酪抽取的肽飼養後，確認有血壓下降的效果。

牛奶豆腐含有豐富的這種肽，所以對降低血壓，可寄予厚望。

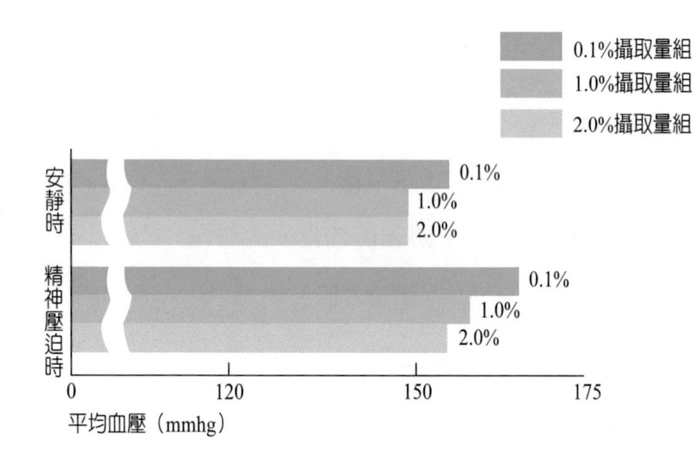

圖5-1：鈣攝取量與血壓的變化

②對腦溢血，心肌梗塞的效果

牛奶豆腐所含的肽類，除了前述的降低血壓作用以外，尚被認為有防止有害膽固醇的氧化，不易形成血栓的作用。

自從約二〇〇〇年，以英國、德國、法國、意大利為對象，做

了疾病與其原因關係的統計學疫學調查。比較乾酪的消費量與循環器官系統疾病的關係，得到很有趣的結果。此四個國家中，乾酪消費量最多的法國，其循環器官系統的患者最少。另一方面，乾酪消費量最少的英國，循環器官系統患者最多。換言之，懂得食用牛奶豆腐或乾酪，就可預防心肌梗塞或循環器官疾病了。

由於每天享用牛奶豆腐就可減少腦溢血或心肌梗塞等循環器官疾病的風險，所以沒有理由不來利用這些乳製品。

③對胃、十二指腸潰瘍的療效

如果受到強烈的精神緊迫（stress）而過度緊張，就有胃酸分泌，胃或十二指腸的粘膜就會受傷，生成潰瘍的危險性就提高了。牛奶豆腐中所含主要蛋白質的酪蛋白（casein）會抑制神經傳達物質一羥色胺（serotonin）的上升，發揮穩定精神作用。牛乳豆腐中優良的蛋白質會修復受傷的粘膜，中和濃稠的胃液，保護粘膜。

平常被精神壓迫所苦的人可以在膳食中，加入牛奶豆腐的菜餚，以膳食來緩和一下比較有利。

通常喝酒過量的人，在配菜中加入牛奶豆腐，也是上策。因為酒精會被配菜的牛奶豆腐的蛋白質所吸附，延遲自胃或小腸的吸收，防止肝臟的多餘負擔。含量濃度高的鈣，維生素B2或維生素A會促進提早自宿醉中甦醒過來。

④預防慢性病或癌症的效果

中澤教授等的研究團隊，是世界上最先發現牛奶豆腐或乾酪所含蛋白質與其分解物，可以抑制發癌原因的變異原性物質。他們並確認這種變異原性作用，受到加熱也不受影響有其穩定性。

換言之，將牛奶豆腐以各種菜餚，享受其美味的同時也可以期待其效果。牛奶豆腐或乾酪並不能治療癌症，但這是具有預防效果的優良食品是肯定的。請大家一定要在每天的飲食生活中，將其善加利用。

⑤牛奶豆腐所具有的美容魅力

牛奶豆腐對美肌也有優異的效果。女性易罹患便祕，是肌膚粗糙的主因，牛奶豆腐所含的乳糖會展現出其威力。乳糖是調整腸內環境、改善便祕的優異成分，使糞便含有水份，保持糞便量。在醫院，處方中軟便劑的成分，實際上就是乳糖。

乳糖進入體內後，就可得到飽足感，可以防止暴飲暴食，可說是瘦身療養食品最有效的幫手。

牛奶豆腐所含的維生素A，或維生素B2可以使肌膚或粘膜保持健康，從體內作用創造美肌。

漂亮的牙齒在美容上也是不可缺的，然而牛奶豆腐或乾酪被認為對預防蛀牙具有效果。在唾液中補給鈣後，則提高牙齒的再石灰

化力量，減少蛀牙的危險性。世界衛生組織WHO，例舉了多種可以減少蛀牙危險的食品，其中首選乾酪。使用牛奶豆腐的菜餚，對於牙齒的整潔美白也有很強的功效。

(三) 由乳鈣的體脂肪減低效果

1.鈣減低體脂肪機制的新理論

①美國普渡大學（Purdue University）諦卡殿教授關於

體脂肪減少與副甲狀腺激素（PTH is associated with DFM）（International J.of Obesity, 1-6 (2005)）之關係的科學論文。

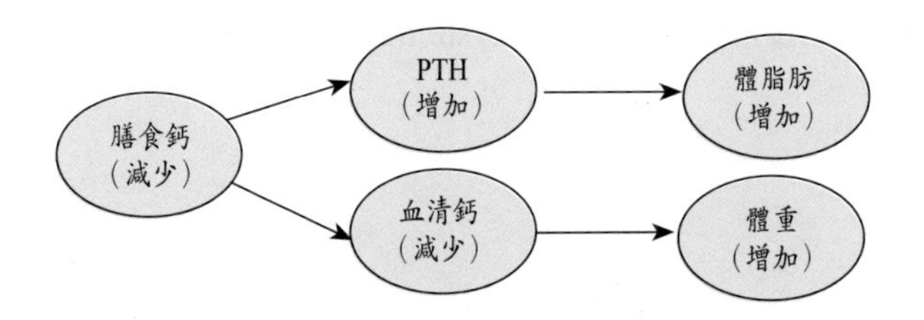

圖5-2：乳製品所含鈣對與PTH與體脂肪的密切關係

②中澤教授關於上述問題的解說（富士電視（發掘あるある大辭典）

■副甲狀腺激素（PTH）促進鈣的吸收，保持血清鈣的正常。

■PTH對保持體內平衡（Homeostasis）具有貢獻。

■當膳食鈣減少時，身體的對應要使鈣增加，所以PTH要增

加，再來是體脂肪，體重要增加，以對應能耐飢餓的人體的構造。

■以「健康膳食療法」（diet）置換，則可推出如下的推論。這又是強調乳鈣的重要性之論點。

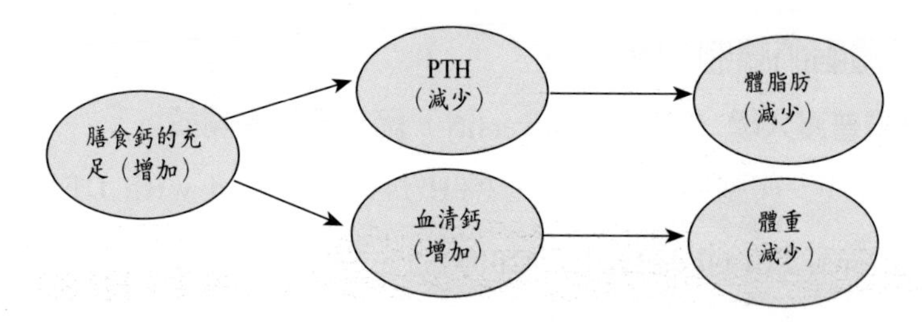

圖5-3：「健康膳食療法」（diet）system與鈣與副甲狀腺激素的關係

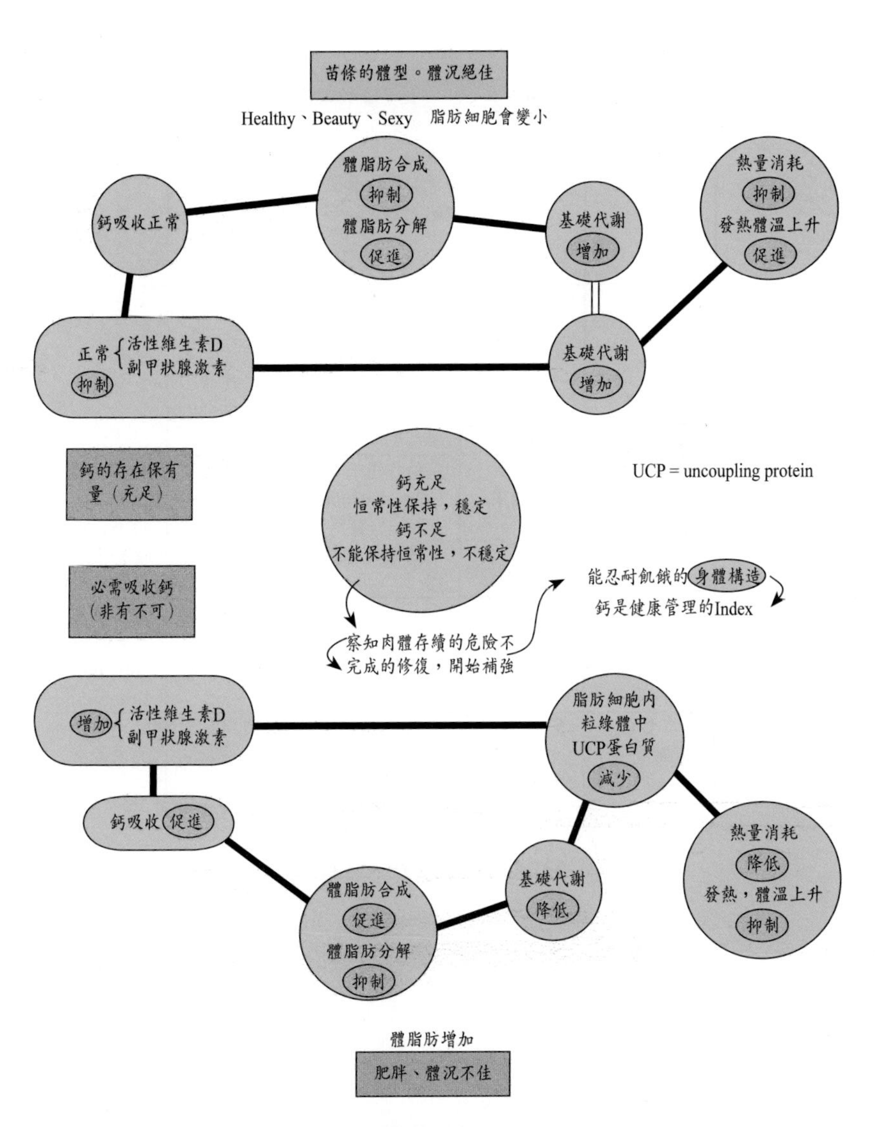

圖5-4：乳製品鈣的功用示圖

中澤勇二教授整理

	關鍵成分	成果表現	主要目標	次要目標	（註）說明
脫脂奶（seim milk）	乳糖	○消除便祕	○軟便劑（預防便祕） ○增加保持糞便量 ○飽足感	○促進鈣吸收 ○促進乳酸菌生長 ○保水性	○日本人的負面改爲正面（逆轉的想法） ○乳糖不耐症者可能會有拉肚子現象
	鈣	○減少體脂肪	○分解體脂肪，發熱提升基礎代謝，保持體溫 ○抑制體脂肪合成 ○吸附體脂肪，排泄	○預防骨質疏鬆 ○神經傳達，筋肉收縮 ○血壓安定化 ○神經鎮靜化	○保持恆常性 ○乳製品的鈣含量與吸收率爲最高水準
	蛋白質	○改善體況 ○美容效果	○鈣的作用而增加UCP（Uncouling protain）伴隨生成熱促進脂肪代謝	○促進鈣吸收	○AA（胺基酸）組成最佳（生物價，胺基酸價） ○保持體組織
					○健康、美麗、性感（Healthy、Beauty、Sexy）
酸酪乳（yogurt）	有益菌（乳酸菌等）	○整腸 ○改良體況 ○防止老化	○整腸 ○生成酸與刺激腸道	○生成維生素及有益物質 ○強化免疫 ○抑制有害菌	○促進蠕動 ○腸內聚集

圖5-5：脫脂奶酸酪乳的關鍵成分的功能

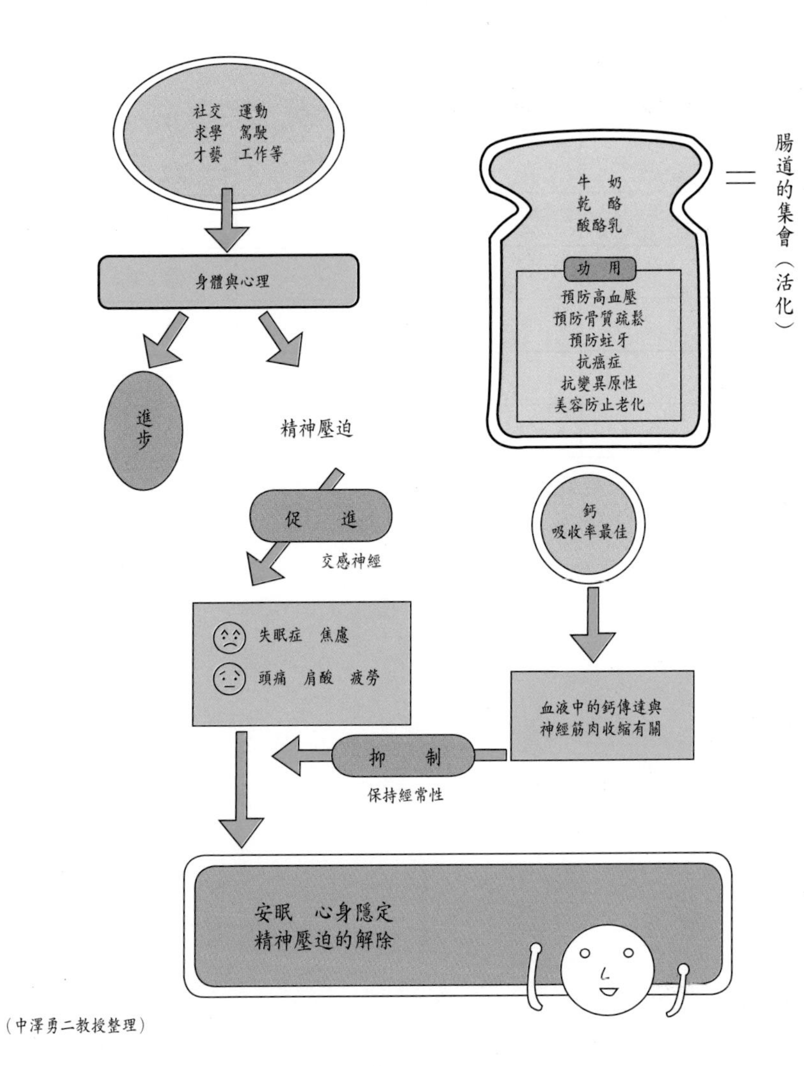

（中澤勇二教授整理）

圖5-6：牛奶的生理功能

減重筆記

日 期	體 重	腰 圍	心 情
			☺ ☹
			☺ ☹
			☺ ☹
			☺ ☹
			☺ ☹
			☺ ☹

附錄：人體實驗
健康年輕女性體脂肪減少&副甲狀腺激素的關聯

(一) 摘要

1.著作

C. W. Gunther, P. A. fegowski, R. M. Lyle, C. M. Weaver, L. D. McCale, G. P. McCabe, M. Peacock and D. Teagarden

2.目的

隨著膳食鈣的攝取，研究副甲狀腺（以下稱PTH）與體組織變化的相關性。

3.實驗系統

為期一年的橫斷分析（cross-sectional）。

4.研究對象

18～31歲的普通體重女性。從155位候選人中，挑選基準值相近的41人加以分析12個月。

5.測定項目

空腹時的血清鈣、空腹時的PTH、鈣攝取量（三天中的膳食記錄）、體重、體成分（dual energy X-ray absorptionmetry）

6.結果

不論膳食熱量的攝取多少，膳食鈣量的初期值與空腹時血清PTH無關連。膳食鈣量的變動與血清PTH的變化也無關連。PTH的對數值與體脂肪量有很高的相關性（R = 0.27），但與除脂肪體重無相關性（n = 155）。PTH不依賴血清鈣值（R = 0.25）。12個月的PTH對數值與體重（R = 0.32）、體脂肪（R = 0.32）的變化有關連。然而除脂肪體重，雖然考慮年齡，與血清鈣無相關性。

7.結論

空腹時血清PTH與體脂肪增加有相關性。血清PTH被認為對年輕女性的體脂肪量的調節有貢獻。

(二) 前言

近年肥胖症已成為大家關注的議題。肥胖症為心臟病、癌症、腦溢血、糖尿病等病症的風險因素（risk factor），減少體重對降低風險因素有利。以前被認為空腹時，PTH的增加與體脂肪的增加有相關性，肥胖者的血清PTH值高於正常成人者，體重減低則也會降

低。副甲狀腺機能亢進症的停經女性比同年齡女性，其脂肪分佈更接近男性，體脂肪也更多。再來被提出討論的是：血清PTH為人體組成變化由膳食鈣所引起的因素。在美國研究證實攝取多量鈣主要來源為乳製品後，與體重減少有關連，更有幾件報告指出對體脂肪的減少亦有效果。研究者在研究室對54個年輕健康女性所做長達2年的試驗結果，調整熱量攝取量，當攝取量在1876 kcal/day以下時，鈣的攝取量並不影響體重或體脂肪。很多實驗結果指出攝取鈣或攝取乳製品與體重或體脂肪有相關性，但其結構（mechanism）尚未明瞭。膳食鈣會調節血清PTH，這是提倡結構之一。

由於鈣的攝取，血清鈣值會急劇上升至血清PTH被抑制的水準。PTH使腎臟的1 dihydroxylase活化，增加1.25-dihydroxy vitamin D〔$1.25(OH)_2D$〕。PTH與〔$1.25(OH)_2D$〕會增加脂肪細胞中的鈣離子濃度。更使脂肪分解減少，經過細胞中脂肪酸合成酵素活性的增加，促進合成過剩脂肪。這類脂肪合成，被認為會誘導脂肪的累積。柴梅爾（Zemel）等在In Vitro的試驗中，報告〔$1.25(OH)_2D$〕或PTH的效果。則在初代培養的人體脂肪細胞中，添加PTH或〔$1.25(OH)_2D$〕，就在細胞內鈣離子濃度會持續的增加。這發現支持抑制PTH與增加及減少脂肪分解，引起脂肪細胞減少過量脂肪的合成，都與減少脂肪累積的理論有關。

在長達2年所做的實驗中，對較多鈣的攝取或乳製品攝取，對體脂肪減少的問題加以探討。這次即使用上次實驗所保留血清樣本，對正常體重年輕女性，試驗攝取鈣量與空腹時PTH的關連，空腹時PTH值與體組成的關連，兩者的橫斷研究與預期分析結果相同。

(三) 材料

檢討增加攝取鈣量與體脂肪減少的相關性。為了積極調查膳食鈣對血清PTH的影響及體組織與PTH的相關性，運動對骨質的效果的檢討，做相關實驗，以直接函送、廣播、小冊子向高加索地方的女性（18～31歲）招募志願參加者。

如以下條件將招募人員分為運動組（n = 94） 與非運動組（n = 61）（全部為155人），將其亂數化（random）。將收集的測驗值以橫斷分析。對有測驗值與12個月後的體組織數值與鈣及PTH數據的41人，做積極的調查。招募結果得到各年、各季節的5年中的數據（data）。參加試驗而中途退出者的理由有抽不出時間（31%）、懷孕（11%）、搬家（4%）、生病（4%）、私人理由（2%）、經濟上的原因（9%）、數據不全（12%）。研究的調查書（protocol）得到普渡大學（Purdue）的Institutional Review Board的認定。所有參加者都在同意書（Informed Consent）上簽名。

(四) 摒除規定

如有下面情形，則其數據均不予採用。會阻礙鈣代謝的慢性用藥，生理期不定期者（一年不到九次），體重超過基準值20%或低於15%以上的，以及每日超過2小時的運動者。

(五) 運動的protocol（調查書）

實施的運動包括普渡大學的編有負荷運動部分的超級環繞房間（super circuit room）的複合休閒運動（recreation sports）。超級環繞由8種上半身與8種下半身的運動，重複二次者。每次運動都由記錄器（cycle ergometer）記錄。

這研究的運動protocol內容包括如下：

①每週三次，實施上述的項目（program）。

②每週做60分鐘跳繩（一次的時間可任意調整。所有參加者，由1至2人研究助理實施超級環繞（super circuit）的指導（orientation）。

在指導時對各學員解說各種器具的正確使用法或記錄法等。調查書的詳細情形已在前面報告列出。完成率以除脂肪體重（DXA），體力（Ib），參加者的舉重（weight eifting）記錄，而每六個月給予評價。更者，每天要記錄身體活動度、跳繩時間。由個人自己記錄的平均完成率，對舉重每週三次為47.2±3.6%，跳繩每週60分鐘者40.3±5.1%。兩者合起來的完成率為43.1±3.9%。體力在12個月後，比初期值增加368±31bb。除脂肪體重非運動者群並無變化（0.2±0.4%），但是運動群卻增加2.9±0.5%。

(六) 膳食鈣的調查

膳食攝取量包括保健食品（supplement），在開始的第6個月，第12個月各做3天的記錄。在第12個月所收集的記錄，則利用電腦由指導的營養師給予分析。反覆測定以t-檢查為基礎，在初期值、第6、第12個月，其營養素的攝取狀態都不能發現差異。再者，對運動群與非運動群，在任何時期，其營養素攝取狀態也不能發現差異。加之，從各群的初期值、6、12個月的攝取量，計算平均鈣攝取量與熱量攝取量。

(七) 抽血與血清分析

在初期與第12個月實施抽血，而在一九九一～一九九三年間加以分析。

為了使血清鈣形成複合體而添加Arsenazo III色素，為了分開遊離鈣與錯體形成鈣，使用了EDTA，並以Roche Colas Mira加於測定。依Two-site immuno-nadiometric assay分析具有生物學活性的PTH的84個胺基酸的鏈鎖（chain）。血清鈣與PTH都分批加以分析。

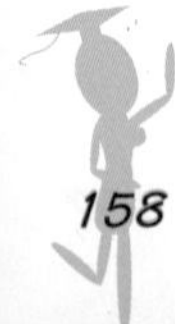

(八) 體重組成分析

體重以校正過的體重計，身高則以掛壁式身高計測定。又衣服以輕薄者為準，靴子都脫去後測定。脂肪，除脂肪體重，體脂肪率以DXA測定初期值與第12個月的測定值。DXA數據，在5年間均由同一技術人員繼續擔任解析。數據測定或分析方法的同等性的檢證則由受過訓練的DXA技術者，在研究期間全程完成一般性的基礎檢查。又為了保證技術者間（clinical Nutrition Research Center，印地安那大學中心）的一致性，如有必要即給予修正。研究期間中，為了保證分析精確度，使用spine phantom，每天做機器的校正。如校正時，發現2%以上的差異時就要加以修正。

(九) 統計分析

以電腦計算平均值、標準偏差的相關性。數據均以平均值±S. D.來表示。變量解析（univariate analyses）被用為歪度（skewness）的測定，PTH的歪度很大，所以所有統計分析均用PTH值的自然對數。在預期分析（prospective analysis）中，體組成的變數（variables）與PTH值，以初期值與12個月的變化量來表示。對PTH值變化的體組成測定值的變化，則使用回歸分析（regression methods）。這些指標的初期值及實驗期間的測定值都無法發現有異差。幾乎所有的解析中，體重體脂肪、除脂肪體重，第12個月的PTH對數值，都與年齡有相關性，所以也做有／無年齡的調整的解析。對於由季節的差異、加入年限（year of recruitment）差異的相關關係亦同。解析使用SAS軟體，結果以$p \leq 0.05$為有異差。

（十）結果

血清與PTH的對數值與膳食鈣的相關，在初期值實施橫斷的調查（cross-sectional analysis），對12個月中的變化卻使用預期調查（prospective analysis）。這些結果分別表示如下。

①初期值（baseline）

項目身體特性的初期值如下Talle 1（請看所附原文報告），血清鈣值為PTH的直接性負的調節因子，所以如所預料血清鈣的初期值與PTH的對數值為負的相關。膳食鈣攝取量的初期值與血清鈣值或PTH 對數值都無相關性。

血清鈣值或PTH對數值的初期值與體組織的相關表示於Talle 2（請看所附原文）。給予年齡的校正後，血清鈣值與體脂肪顯出負的相關性。但是調整PTH對數值的除脂肪體重卻無相關。相對地說，PTH的對數值與體重與體脂肪有正相關，然而對除脂肪體重（由年齡修正數據）卻不能發現相關性。又以血清鈣值來修正數據，即PTH的對數值與體重之間並無相關。由這些結果，不依賴

PTH的對數值，表示血清鈣值與體重或除脂肪體重有負的相關性，但與體脂肪卻無相關。PTH的對數值不依賴血清鈣，表示與體脂肪有正的相關，與體重與除脂肪體重無相關。

②**預期調查**（prospective analysis）

在12個月中的鈣攝取量的變動，不管有無熱量攝取量的校正，與12個月中的血鈣值或PTH的對數值均無相關性。雖然無有異差，但是可認為12個月中的膳食鈣攝取量／攝取熱量比平均值與PTH的對數值的12個月的變化量有關連性的傾向。血清鈣值的12個月中的變化，以年齡、PTH的對數值變化量來校正，也與除脂肪體重的變化無相關性。另一方面，PTH的對數值在12個月中的變化量，表示與體重、體脂肪變化量有正相關性，但與除脂肪體重無相關（Talle 3）。最後以回歸式（regression equation）從PTH對數值的12個月中變化量預測12個月中的體脂肪變化量。（體脂肪變化量=0.22±0.48）+〔log PTH變化量（2.24±1.04）〕；p=0.04，R^2=0.11），包括年齡、血清鈣變化量、口服避孕藥的使用，膳食鈣對上述模式（model）並不影響。

(十一) 討論

在前報告，我們所做的結果，膳食鈣攝取量增加後，對18～31歲的健康女性54人，長達二年的實驗中，調整熱量攝取後，確認體脂肪有減少的結果。更者，對於PTH的水準（level），年輕女性在同樣的一群（cohort）研究中，明顯與體脂肪增加有相關性。由我們的認知對於正常體重的女性，在正常的PTH的範圍內，體脂肪表示有相關的最初報告。

到現在為止的研究中，在年輕成人中，已清楚肥胖者比非肥胖者，其血清PTH值為高。更者，由大規模的橫斷（crosssectional）研究，（n=7954）究明血清PTH與BMI有正相關性。在本研究中，相對性的肥胖症的風險（risk）是不管性別，以血清PTH最高部分的1/4的人為最多。在非肥胖症與肥胖症的成人302人的混合者試驗中，以及重症的肥胖症患者的研究者研究中，瞭解BMI與體脂肪有相關性。

在幾個研究當中，顯示PTH會隨著膳食療法（diet）的體重減少，肥胖者隨著胃部手術而體重減輕。由我們的結果證明依橫斷解析，顯示PTH的變化量與脂肪的變化量有所關連。但相對的幾個研究，暗示由膳食療法的體重減輕而PTH會上升。

已知膳食鈣的攝取會引起PTH水準（level）的急劇減低。我們

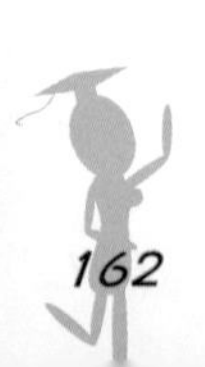

由以前的研究，知道多量膳食鈣的攝取與體脂肪的減少有所關連。這次使用同群（cohort）研究，則PTH的減少與體脂肪的減少有關連。在任何時段，膳食性鈣與血清PTH的關連都不能成立，但12個月中的膳食性鈣與PTH的變化量卻被觀察到有相關的趨勢。這矛盾可由幾個假設來說明。膳食性鈣與血清PTH的可變性可以更正確分析DXA的比較解析來做，所以可考慮不會發現充足的有異差。更者，急劇的膳食性鈣攝取會抑制PTH，但給予鈣後，8小時，則會恢復至初期值。12小時的絕食後，每12小時攝取鈣時的空腹時PTH值究竟會如何，尚未明瞭。只有空腹時的PTH值究竟會如何尚不清楚，只有空腹時的PTH值也許不能反映全部的測定值。因此，空腹時PTH與膳食性鈣的關連或許不容易檢出也說不定。對體脂肪的PTH或膳食性鈣的關連，或許不是同時發生，而非依賴性的反映也說不定。又或許是發生相乘的調節也說不定。維生素D的狀態成為空腹時血清PTH值的關鍵調節因子。維生素D的形態對於人的體脂肪控制，會對PTH成為相反的效果也說不定。維生素的Biomarket的25-hydroxy vitamin（25-OH D）顯示BMI或體脂肪有負的相關。又維生素D的攝取，不關性別，表示與BMI值有負的相關等。更者，脂肪累積比較不會促進維生素D的累積作用，也被推論出來。25-OH,D的減少被認為會導至空腹時PTH值的增加。主要從膳食供應的乳製品會供給的維生素D的水準（level）會與控制體脂肪有關的PTH的變化有所關連。或者是被認為體脂肪的增加會引起維生素D缺乏症或PTH水準的上升。

要說明另一個攝取更多的膳食鈣會有減少體脂肪的效果結構（mechanism）為脂肪氧化的調節。有關於因與PTH的關連，PTH會直接控制筋肉的脂肪氧化的報告。例如Smogorzewski等報告，對老鼠餵食PTH者，其脂肪氧化會被控制，或慢性腎不全（副甲狀腺異常亢奮）的老鼠筋內組織顯示被抑制。這些結果暗示PTH會直接有關於控制脂肪氧化，由此結構，體脂肪被累積也說不定。

這研究有幾個優點與缺點。優點是數據（data）的收集與結果的解析使用橫斷（cross-sectional）調查與預期分析（prospective analysis）的二種方法。缺點是成為一次試驗的基礎是非根據過去的研究的假設（鈣與體脂肪）的試驗計畫。再者在預期分析所使用的試驗對象人數不多，所以在設計上對所有數據不能推論出有異差。最後花了5年才得到所要的數據。非常多的分析精確度管理促使如此長的研究期間的數據變動為最低限度。

附加說明，對於季節變動或試驗開始時期的潛在的影響等也加於統計上的考慮，並確認無任何影響。

為了評估對體脂肪變動的PTH的生物學上的影響，實施結果中所記載的回歸分析。12個月中的PTH變化的平均值為-0.22±0.46，

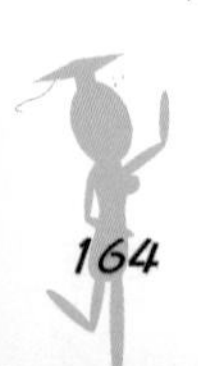

最小值為0.96，最大值為0.98。PTH的對數值是在現在的同一群（cohort）研究中，使用同範圍的±0.85為增減幅度數據（data）。對數值減少0.85，12個月中體脂肪被預測會減少1.68kg。另一方面，對數值PTH增加0.85，則被預測體脂肪會增加2.12kg。

如此，從本研究，表示對於正常體重的人，空腹時PTH與體脂肪的變動間有相關的關係。據所知至今對體脂肪的血清PTH的變化量的相關性，關於正常體重的年輕女性並無報告。更者，有必要究明空腹時血清PTH的重要調節因子。包括維生素D：①由正常範圍的PTH會不會控制直接的體脂肪累積，②PTH水準（level）是否為體脂肪變化的結果。包括這些事項，今後有必要再加以檢討。

「脫脂奶可以減肥強身」科學論文加以佐證

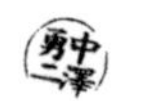

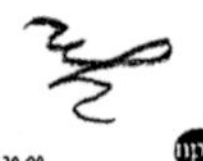

International Journal of Obesity (2005) 1–6

0307-0565/05 $30.00
www.nature.com/ijo

ORIGINAL ARTICLE

Parathyroid hormone is associated with decreased fat mass in young healthy women

CW Gunther[1], PA Legowski[1], RM Lyle[2], CM Weaver[1], LD McCabe[3], GP McCabe[3], M Peacock[4] and D Teegarden[1]

[1]*Interdepartmental Nutrition Program, Purdue University, Department of Foods and Nutrition, West Lafayette, IN, USA;* [2]*Department of Health and Kinesiology, Purdue University, West Lafayette, IN, USA;* [3]*Department of Statistics, Purdue University, West Lafayette, IN, USA and* [4]*General Clinical Research Unit, Indiana University Medical Center, West Lafayette, IN, USA*

Objective: To investigate the relationship of parathyroid hormone (PTH) with dietary calcium and changes in body composition.
Design: Cross-sectional and 1-year longitudinal trial.
Subjects: Normal-weight young women (age: 18–31), 155 subjects analyzed at baseline, and data for 41 subjects analyzed prospectively between baseline and 12 months.
Measurements: Levels of fasting serum calcium and PTH, intakes of calcium (3-day diet records), and total body weight and body composition (dual energy X-ray absorptiometry).
Results: Baseline dietary calcium, regardless of whether unadjusted or adjusted for energy intake, did not predict baseline levels of fasting serum PTH. Change in dietary calcium also did not predict change in serum PTH. However, log PTH was significantly correlated with body fat mass ($R=0.27$), but not lean mass at baseline ($n=155$), independent of serum calcium (corrected $R=0.25$). Further, 12-month changes ($n=41$) in log PTH positively predicted the 12-month change in body weight ($R=0.32$) and body fat ($R=0.32$), but not lean mass even when controlled for age or change in serum calcium.
Conclusion: Fasting serum PTH was associated with increased fat mass, in both cross-sectional and prospective analysis. Thus, serum PTH may play a role in the regulation of body fat mass in young women.
International Journal of Obesity advance online publication, 13 September 2005; doi:10.1038/sj.ijo.0803066

Keywords: body composition; premenopausal women; calcium; parathyroid hormone; fat mass

Introduction

In recent years, obesity has become a global epidemic. It is a risk factor for chronic diseases such as heart disease, cancer, stroke, and diabetes, and weight loss can reduce risk.[1] Previously, increased levels of fasting parathyroid hormone (PTH) have been hypothesized to influence increased levels of body fat mass.[2] Studies show that serum PTH levels are higher in obese than in nonobese young adults[3,4] and decline with weight loss.[5–7] In addition, hyperparathyroid postmenopausal women have a greater fat mass with a more android pattern of fat distribution compared to age-matched controls.[8]

Correspondence: Dr D Teegarden, Interdepartmental Nutrition Program, Department of Foods and Nutrition, Purdue University, 700 W. State Street, Stone Hall-1264, West Lafayette, IN 47907, USA.
E-mail: dteegard@purdue.edu
Received 28 April 2005; revised 19 July 2005; accepted 20 July 2005

Serum PTH has also been proposed to mediate the putative effect of dietary calcium on changes in body composition. A variety of studies demonstrate that higher intakes of calcium or dairy products, the predominant dietary source of calcium in the US, are associated with weight loss, with some showing specificity to fat mass loss.[9–21] For example, we conducted a secondary analysis of data collected in our laboratory during a 2-year exercise intervention trial in 54 young, healthy women.[16] Results indicated that calcium intake, adjusted for calories, was negatively associated with changes in body weight and fat mass in women whose energy intakes were at or below the overall group mean of 1876 kcal/day.[16] While many studies support a relationship between dietary calcium or dairy products and weight or body fat, the mechanisms have yet to be clearly established. Dietary calcium regulation of serum PTH is one of the proposed mechanisms.

It is well established that dietary calcium intake leads to an acute increase in serum calcium, which in turn leads to a

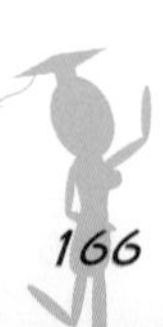

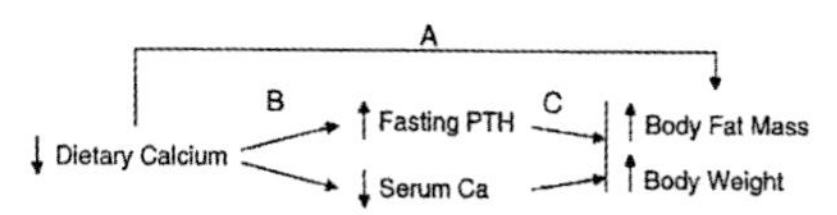

Figure 1 Potential relationship between dietary calcium, fasting PTH and body fat mass.

suppression in serum PTH.[22] PTH activates renal 1α-hydroxylase to increase 1,25 dihydroxyvitamin D ($1,25(OH)_2D$) levels, and both PTH and $1,25(OH)_2D$ have been shown to increase levels of $[Ca^{2+}]_i$ in adipocytes.[19] This, in turn, can lead to a decrease in lipolysis and an increase in lipogenesis through increases in fatty acid synthase levels in the cell.[19] This shift in lipid utilization may lead to an accumulation of fat. For example, in one *in vitro* study designed to examine the effects of the $1,25(OH)_2D$ or PTH on lipid metabolism, Zemel *et al.*[19] showed that there are sustained increases in intracellular $[Ca^{2+}]$ following exposure of primary cultures of human adipocytes to $1,25(OH)_2D$ or PTH. Further, $1,25(OH)_2D$ mediated a decrease in lipolysis and increase in lipogenesis. Thus, these findings support the theory that a suppression of PTH, with a subsequent increase in lipolysis and a decrease in lipogenesis in adipocytes, could result in reduced fat accumulation.

Previously, we demonstrated that higher dietary calcium or dairy product intake is associated with a reduction in fat mass over 2-years[16] (Figure 1, pathway A). The current study utilized archived serum samples from this previous study[16] to explore the association of dietary calcium to fasting PTH levels (Figure 1, pathway B) and fasting PTH levels to body composition (Figure 1, pathway C) in *normal* weight young women by both cross-sectional and prospective analyses.

Methods

Subjects

An association between increased dietary calcium intake and reduced body fat was established. An intervention study was designed to examine the effect of exercise on bone measures, providing an opportunity to prospectively study the relationship of dietary calcium to serum PTH, and serum PTH to body composition. Caucasian women (18–31 years old) were recruited through direct mail, radio announcements, and flyers.[22] Eligible subjects who completed baseline testing as described below were randomized into either the exercise group ($n=94$) or the nonexercise group ($n=61$, total $=155$), and these baseline data were used for cross-sectional analyses. In all, 41 subjects, who had both body composition data and serum results for calcium and PTH at baseline and 12 months, were analyzed prospectively. As a result of rolling enrollment, data were collected over a 5-year period during all seasons of the year. Reasons for withdrawal or exclusion were time constraints (31%), pregnancy (11%), moving (4%), medical (4%), personal (2%), end of funding period (9%), and incomplete data (12%). The study protocol was approved by Purdue University's Institutional Review Board and all participants signed informed consent forms.

Exclusion criteria

Exclusion criteria included the following: chronic intake of medication that would interfere with calcium metabolism, irregular menses (less than 9 in the previous year), a history of diabetes, greater than 20% overweight or 15% underweight, and participation in more than 2 h/week of exercise in the year prior to entry into the study.

Exercise protocol

The recreational sports complex at Purdue University includes a super circuit room where the resistance exercise portion (Universal Weight Machines, Cedar Rapids, IA, USA) of the protocol was performed. The super circuit consisted of two sets of eight upper body and eight lower body weight stations with a cycle ergometer located between each station. The overall exercise protocol for this study was as follows: (1) three sessions/week of the super circuit described above; and (2) 60 min/week of jumping rope in any combination of minutes. All participants were oriented to the super circuit by one of two research assistants. During the orientation they were instructed on proper use of each weight station, which included how to log each visit on standard forms that were kept at the site. Details on the implementation of the protocol have been described previously.[21]

Compliance was assessed at 6-month intervals by changes in lean mass (kg, dual-energy absorptiometer (DXA), Lunar Corp., version 1.2, Madison, WI, USA), changes in strength (lb), and on-site records of the weight-lifting sessions maintained by participants. In addition, subjects kept daily records which included physical activity and minutes jumping rope. Average compliance to the protocol over 12 months, assessed by self-reported records, was $47.2\pm3.6\%$ of the prescribed three times/week weight-lifting sessions and $40.3\pm5.1\%$ of the prescribed 60 min/week jumping rope for a combined compliance of $43.1\pm3.9\%$ to the prescribed protocol. In addition, strength (one repetition maximum assessed at each station with improvement from baseline summed across stations) increased from baseline to 12 months by 368 ± 31 lb. Lean mass also increased in the exercisers ($2.9\pm0.5\%$) compared to no change ($0.2\pm0.4\%$) in the nonexercisers.

Dietary calcium assessment

Dietary intake was assessed by a 3-day diet record, including intake of supplements, at baseline, 6 and 12 months. All dietary records collected over 12 months were analyzed by the same trained dietitian using Computrition (Chatsworth, CA, USA). Based on both repeated measures and paired *t*-test analysis, there were no significant differences in nutrient intake between baseline and 6 or 12 months. There were also no significant differences in nutrient intake at any of the time points between the exercisers and nonexercisers. Thus, in addition to both baseline and 12-month measures, an overall mean for calcium and energy was calculated from baseline, 6, and 12 month intakes for each subject.

Blood collection and serum analyses
Blood samples were taken at baseline and 12 months, and quantified for calcium and PTH between 1991–1994. Serum calcium was measured on the Roche Cobas Mira using Arsenazo III dye to form the complex, and EDTA to separate the bound from unbound calcium. A two-site immunoradiometric assay (Allegro Intact PTH Immunoassay, Nichols Institute) was utilized to assess the biologically intact 84-amino-acid chain of PTH. All samples of serum calcium or PTH were assessed in a batch analysis.

Body composition assessment
Weight was measured with a calibrated balance beam scale and height was measured with a wall-mounted stadiometer with subjects wearing light clothing and no shoes. Fat and lean mass (kg) and percent fat were assessed with a DXA (Lunar Corp., Madison, WI, USA) at baseline and 12 months. DXA data collection and analysis were supervised by one technician throughout the 5-year study period. Review of the uniformity of data collection and analysis procedures among the trained DXA technicians was completed on a regular basis throughout the study period and adjustments made as necessary to insure consistency across technicians (Clinical Nutrition Research Center, Indiana University Medical Center). To insure quality control throughout the period of study, a spine phantom was assessed daily to determine if any drift in the machine occurred. This was followed by a daily calibration block. If the results of the spine phantom varied by 2% or greater, corrective measures were taken.

Statistical analyses
Means, standard deviations, and correlations were computed for all variables, and data are expressed as mean±s.d. Univariate analyses were used to determine skewness. PTH distribution was skewed; therefore, the natural log of PTH was used in all statistical analyses. For the prospective analysis, body composition variables and PTH were expressed as change from baseline to 12 months, and regression methods were used to relate changes in body composition measures to changes in log PTH. There were no significant differences between those subjects whose data were analyzed for baseline only ($n=114$) and those used in prospective analyses. Most analyses were conducted with and without controlling for age, since age correlated with weight ($R=0.27$, $P=0.0008$), fat mass ($R=0.21$, $P=0.009$), lean mass ($R=0.23$, $P=0.005$), and change in log PTH at 12 months ($R=0.30$, $P=0.05$). Results of all significant relationships were similar when analyses were controlled for season (October–March, lower sun exposure; April–September, higher sun exposure) or year of recruitment. Analyses were conducted with SAS software (Version 8.1), and results were considered significant at $P \leqslant 0.05$.

Results

The relationships of dietary calcium with both serum calcium and log PTH were explored in cross-sectional analyses at baseline and in prospective analyses employing 12-month changes. These results are presented separately below.

Baseline
The baseline physical characteristics of the subjects are shown in Table 1. Since serum calcium levels are a primary negative regulator of PTH levels, baseline serum calcium was negatively associated with log PTH ($R=-0.29$, $P=0.0003$) as would be expected. Baseline dietary calcium intake (calcium (mg) or calcium/energy (mg/kcal)) did not predict baseline serum calcium or log PTH (R-values ranged from −0.11 to 0.03).

The relationships between baseline serum calcium or log PTH and body composition measures are shown in Table 2. Serum calcium negatively correlated with body weight and fat mass, but not lean mass, when results were controlled for age, and lean mass when results were controlled for log PTH. In contrast, log PTH positively correlated with body weight and body fat, but not lean mass, even when analyses were controlled for age. However, the relationship between log PTH and body weight became insignificant when controlled for serum calcium. These results suggest that serum calcium, independent of log PTH, is negatively associated with body weight and lean mass, but not fat mass, and log PTH,

Table 1 Baseline characteristics of subjects ($n=155$)

Characteristics	*Mean±s.d.*	*Range*
Age (year)	24.06±3.58	18.27–30.87
Weight (kg)	62±10	35–90
BMI[a] (kg/m^2)	22.8±3.5	13.6–31.4
Fat mass (kg)	20.14±8.64	5.79–41.38
Lean mass (kg)	38.68±4.09	26.90–51.40
Serum calcium (mg/ml)	9.09±0.36	8.40–10.20
PTH[b] (pg/ml)	29.71±13.97	7.8–91.3
Calcium intake (mg/day)	804±366	170–2332

[a]Body mass index. [b]Parathyroid hormone.

Table 2 Correlations between serum levels of calcium or hormones and body composition measures at baseline (R)

Parameter	*Body weight*	*Fat mass*	*Lean mass*
Serum calcium	−0.17[a]	−0.21[a]	−0.16[a]
Controlled for age	−0.20[a]	−0.20[a]	−0.10
Controlled for log PTH	−0.20[a]	−0.14	−0.20[a]
Log PTH[b]	0.16[a]	0.27[a]	−0.10
Controlled for age	0.18[a]	0.30[a]	−0.10
Controlled for serum calcium	0.10	0.25[a]	−0.14

[a]$P<0.05$. [b]Parathyroid hormone.

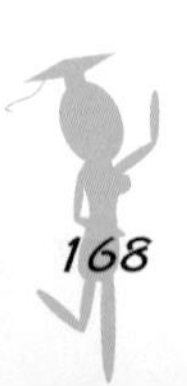

independent of serum calcium, is positively associated with body fat mass, but not body weight and lean mass.

Prospective analyses
The 12-month change in calcium intake, whether unadjusted or adjusted for energy intake, did not correlate with 12-month changes in serum calcium or log PTH (*R*-values ranged from −0.20 to 0.16). However, there was a trend toward a significant correlation ($R=-0.28$, $P=0.09$) between the mean 12-month intake in diet calcium/energy ratio and 12-month change in log PTH.

The 12-month change in serum calcium did not correlate with the 12-month change in lean mass when controlled for age or change in log PTH. In contrast, the 12-month change in log PTH positively correlated with 12-month changes in body weight and body fat mass, but not lean mass (Table 3), even when analyses were controlled for age or change in serum calcium. Finally, a regression equation was developed to predict 12-month changes in body fat mass by 12-month changes in log PTH ((change in fat mass = (0.22 ± 0.48) + (change log PTH*(2.24 ± 1.04)); $P=0.04$, $R^2=0.11$). Inclusion of age, change in serum calcium, oral contraceptive use, exercise group assignment, or dietary calcium measures did not contribute further to the above model.

Discussion

Previous results from our laboratory showed that higher dietary calcium intakes, when corrected for calories, are associated with decreased fat mass over 2-years in 54 healthy women, ages 18–31 years old.[16] In the current study, changes in PTH levels were associated with increased fat mass in the same cohort of young women. To our knowledge, this is the first prospective report of a relationship between changes within normal ranges of PTH and changes in fat mass in normal weight young women.

The results of the current study are consistent with previous evidence showing that serum PTH levels are higher in obese than in nonobese young adults.[3,4] In addition, Kamycheva *et al.*[23] recently demonstrated that serum levels of PTH are positively correlated with BMI in a large cross-sectional study ($n=7954$). In this study, the relative risk of obesity was greater for those in the highest quartile of serum PTH values, independent of gender. In addition, PTH was positively correlated with BMI and body fat mass in study of 302 nonobese and obese mixed race adults[24] and in morbidly obese patients.[25]

Several studies show that PTH declines with weight loss, either diet-induced[5] or following gastric surgery for obesity.[6] Similar to these reports, our results support a positive relationship between PTH and body fat mass in a cross-sectional analyses, and we also demonstrate that a change in PTH correlates to a change in body fat mass in a prospective analysis. However, in contrast, some studies suggest a rise in PTH with diet-induced weight loss.[26]

Dietary calcium loads are known to cause acute reductions in PTH levels.[27] We showed in our previous study that higher dietary calcium intakes were associated with decreases in body fat mass.[16] In the current study, utilizing the same cohort, decreased PTH levels were associated with decreases in body fat mass. Although there were no significant relationships between dietary calcium and serum PTH at any time points, a trend was observed between 12-month dietary calcium and change in serum PTH. Several hypotheses may explain this paradox. First, the variability of the dietary calcium and PTH levels may prevent detection of a significant difference as compared with the more accurate DXA assessment of body composition. Greater variability results, in part, from the fact that dietary calcium intake is difficult to accurately assess.[28] Second, although acute dietary calcium intake suppresses PTH levels, they recover within 8 h to baseline levels after the calcium dose.[27] It is not clear how multiple doses of calcium over a 12-h period followed by a 12-h fast affect serum PTH levels assessed after the fasting period. Thus, fasting PTH may not reflect overall levels and, under these conditions, the relationship between fasting PTH and dietary calcium may be difficult to detect. In addition to this, the relationships of dietary calcium and PTH to body fat mass may be coincidental, or mediated by independent or synergistic regulators.

Vitamin D status is a key regulator of fasting serum PTH levels,[29–31] and study results have suggested that vitamin D status may have opposing effects to PTH in regulating fat mass in humans. For example, studies show that the biomarker of vitamin D status, 25-hydroxyvitamin D (25OHD), was negatively correlated with BMI and body fat mass[24,32] and vitamin D intake was negatively associated with BMI in both genders.[33] Further, fat depots are proposed to be a relatively inaccessible storage location of vitamin D,[34,35] reducing the concentration of the vitamin available for conversion to 25OHD. A reduction in 25OHD concentration may then lead to an increase in fasting serum PTH. Thus, vitamin D levels, for which dairy products also are the primary dietary source, rather than dietary calcium may contribute to changes in PTH that lead to regulation of body fat mass, or increased fat mass may lead to a relative vitamin D deficiency and increased PTH levels.

Another mechanism that has been proposed to mediate the effects of higher dietary calcium intakes on lower body fat mass is modulation of lipid oxidation.[36] Consistent with this hypothesis and a link with PTH, studies support

Table 3 Correlations of changes in serum levels of calcium and hormones and changes in body composition measures from baseline to 12 months (*R*; $n=41$)

Parameter	*Change in weight*	*Change in fat mass*	*Change in lean mass*
Change in serum calcium	−0.07	0.02	−0.31[a]
Controlled for age	−0.19[a]	−0.20[a]	−0.10
Controlled for change log PTH	−0.14	−0.05	−0.21
Change in log PTH[b]	0.32[a]	0.32[a]	0.15
Controlled for age	0.31[a]	0.31[a]	0.14
Controlled for change serum calcium	0.27[a]	0.29[a]	0.10

[a]$P<0.05$. [b]Parathyroid hormone.

a direct role for PTH in suppressing lipid oxidation in muscle. For example, Smogorzewski *et al.*[37] demonstrated that lipid oxidation is suppressed in muscle tissue of rats with chronic renal failure (hyperparathyroid) and in rats treated with PTH. These results support that PTH may be a direct mediator of lipid oxidation regulation, and therefore contribute to accumulation of body fat by this mechanism.

There are several strengths and limitations of this study to be considered. The strengths of the study include methods utilized for data collection and the confirmation of the results in both cross-sectional and prospective analysis. On the other hand, the parent study was not designed to test the hypothesis proposed in the current study. Second, the small sample size for the prospective analysis may not provide sufficient power to identify all significant relationships. Finally, the collection of data occurred over 5-years. However, numerous quality control measures were employed to minimize data collection variability during this longitudinal study. In addition, the potential impact of seasonal changes and time of entry into the study was addressed statistically and found to have no impact.

In order to assess the biological impact of changes in PTH to changes in body fat mass, the regression equation described in the Results section was applied employing the results from this study sample. The mean 12-month change of this cohort in log PTH is -0.02 ± 0.46, with the minimum and maximum changes being -0.96 and 0.98, respectively. A decrease or increase in log PTH of ±0.85, both within the range of the current cohort, were selected for this analysis. A decrease in log PTH (-0.85) predicted a loss of -1.68 kg of body fat over 12 months $((0.22\pm0.48)\pm-0.85$ (change in log PTH)$*(2.24\pm1.04)=-1.68$ kg), compared to an increase in log PTH (0.85), which predicted a 2.12-kg increase in body fat.

Thus, the results of this study support a relationship between changes in fasting serum PTH and changes in body fat in normal-weight humans. To our knowledge, a prospective relationship of changes in serum PTH to changes in body fat has not been reported previously in normal-weight young women. Further studies are needed to clarify the critical regulators of fasting serum PTH, including vitamin D, as well as to examine if: (1) change in PTH within the normal range directly causes change in body fat accumulation;[2] and/or (2) the change in PTH levels are a consequence of body fat changes.

Acknowledgements

This study was funded by Dairy Management, Inc.

References

1 Mokdad AH, Ford ES, Bowman BA, Dietz WH, Vinicor F, Bales VS *et al.* Prevalence of obesity, diabetes, and obesity-related health risk factors, 2001. *JAMA* 2003; **289**: 76–79.
2 McCarty MF, Thomas CA. PTH excess may promote weight gain by impeding catecholamine-induced lipolysis – implications for the impact of calcium, vitamin D, and alcohol on body weight. *Med Hypotheses* 2003; **61**: 535–542.
3 Atkinson RL, Dahms WT, Bray GA, Schwartz AA. Parathyroid hormone levels in obesity: effects of intestinal bypass surgery. *Miner Electrolyte Metab* 1978; **1**: 315–320.
4 Bell NH, Epstein S, Greene A, Shary J, Oexmann MJ, Shaw S. Evidence for alteration of the vitamin D–endocrine system in obese subjects. *J Clin Invest* 1985; **76**: 370–373.
5 Jensen LB, Kollerup G, Quaade F, Sorensen OH. Bone minerals changes in obese women during a moderate weight loss with and without calcium supplementation. *J Bone Miner Res* 2001; **16**: 141–147.
6 Andersen T, McNair P, Hyldstrup L, Fogh-Andersen N, Nielsen TT, Astrup A *et al.* Secondary hyperparathyroidism of morbid obesity regresses during weight reduction. *Metabolism* 1988; **37**: 425–428.
7 Pugnale N, Giusti V, Suter M, Zysset E, Heraief E, Gaillard RC *et al.* Bone metabolism and risk of secondary hyperparathyroidism 12 months after gastric banding in obese pre-menopausal women. *Int J Obes Relat Metab Disord* 2003; **27**: 110–116.
8 Grey AB, Evans MC, Stapleton JP, Reid IR. Body weight and bone mineral density in postmenopausal women and primary hyperparathyroidism. *Ann Intern Med* 1994; **121**: 745–749.
9 Heaney RP, Davies KM, Barger-Lux MJ. Calcium and weight: clinical studies. *J Am Coll Nutr* 2002; **21**: 152S–155S.
10 Buchowski MS, Semenya J, Johnson OA. Dietary calcium intake in lactose maldigesting intolerant and tolerant African-American women. *J Am Coll Nutr* 2002; **21**: 47–54.
11 Carruth BR, Skinner JD. The role of dietary calcium and other nutrients in moderating body fat in preschool children. *Int J Obes Relat Metab Disord* 2001; **25**: 559–566.
12 Skinner JD, Bounds W, Carruth BR, Ziegler P. Longitudinal calcium intake is negatively related to children's body fat indexes. *J Am Diet Assoc* 2003; **103**: 1626–1630.
13 Davies KM, Heaney RP, Recker RR, Lappe JM, Barger-Lux MJ, Rafferty K *et al.* Calcium intake and body weight. *J Clin Endocrin Metab* 2000; **85**: 4635–4638.
14 Garrow JS, Webster JD, Pearson M, Pacy PJ, Harpin G. Inpatient-outpatient randomized comparison of Cambridge diet *versus* milk diet in 17 obese women over 24 weeks. *Int J Obes Relat Metab Disord* 1989; **13**: 521–529.
15 Jacqmain M, Doucet E, Despres JP, Bouchard C, Tremblay A. Calcium intake, body composition, and lipoprotein-lipid concentrations in adults. *Am J Clin Nutr* 2003; **77**: 1448–1452.
16 Lin YC, Lyle RM, McCabe LD, McCabe GP, Weaver CM, Teegarden D. Dairy calcium is related to changes in body composition during a two-year exercise intervention in young women. *J Am Coll Nutr* 2000; **19**: 754–760.
17 Lovejoy JC, Champagne CM, Smith SR, de Jonge L, Xie H. Ethnic differences in dietary intakes, physical activity, and energy expenditure in middle-aged, premenopausal women: the Healthy Transitions Study. *Am J Clin Nutr* 2001; **74**: 90–95.
18 Shi H, DiRienzo D, Zemel MB. Effects of dietary calcium on adipocyte lipid metabolism and body weight regulation in energy-restricted aP2-agouti transgenic mice. *FASEB J* 2001; **15**: 291–293.
19 Zemel MB, Shi H, Greer B, Dirienzo D, Zemel PC. Regulation of adiposity by dietary calcium. *FASEB J* 2000; **14**: 1132–1138.
20 Zemel MB, Thompson W, Milstead A, Morris K, Campbell P. Calcium and dairy acceleration of weight and fat loss during energy restriction in obese adults. *Obes Res* 2004; **12**: 582–590.
21 Weaver CM, Teegarden D, Lyle RM, McCabe GP, McCabe LD, Proulx WR *et al.* Impact of exercise on bone status in young women and contraindication of oral contraceptive use. *Med Sci Sports Exerc* 2001; **33**: 873–880.
22 Weaver CM, Peacock M, Martin BR, McCabe GP, Zhao J, Smith DL *et al.* Quantification of biochemical markers of bone turnover by kinetic measures of bone formation and resorption in young healthy females. Calcium intake, calcium balance, and biomarkers in adolescent females. *J Bone Miner Res* 1997; **12**: 1714–1720.
23 Kamycheva E, Sundsfjord J, Jorde R. Serum parathyroid hormone level is associated with body mass index. The 5th Tromso Study. *Eur J Endocrinol* 2004; **151**: 167–172.
24 Parikh SJ, Edelman M, Uwaifo GI, Freedman RJ, Semega-Janneh M, Reynolds J *et al.* The relationship between obesity and serum

1,25-dihydroxy vitamin D concentrations in healthy adults. *J Clin Endocrinol Metab* 2004; **89**: 1196–1199.
25 Hamoui N, Anthone G, Crookes PF. Calcium metabolism in the morbidly obese. *Obes Surg* 2004; **14**: 9–12.
26 Ricci TA, Heymsfield SB, Pierson Jr RN, Stahl T, Chowdhury HA, Shapses SA. Moderate energy restriction increases bone resorption in obese postmenopausal women. *Am J Clin Nutr* 2001; **73**: 347–352.
27 Heaney RP. Sensitivity of parathyroid hormone response to calcium intake. *Am J Clin Nutr* 2003; **78**: 493.
28 Livingstone MBE. Assessment of food intakes: are we measuring what people eat? *Br J Biomed Sci* 1995; **52**: 58–67.
29 Pfeifer M, Begerow B, Minne HW, Nachtigall D, Hansen C. Effects of a short-term vitamin D(3) and calcium supplementation on blood pressure and parathyroid hormone levels in elderly women. *J Clin Endocrinol Metab* 2001; **86**: 1633–1637.
30 Souberbielle JC, Lawson-Body E, Hammadi B, Sarfati E, Kahan A, Cormier C. The use in clinical practice of parathyroid hormone normative values established in vitamin D-sufficient subjects. *J Clin Endocrinol Metab* 2003; **88**: 3501–3504.
31 Dawson-Hughes B, Dallal GE, Drall EA, Harris S, Sokoll LJ, Falconer G. Effect of vitamin D supplementation on wintertime and overall bone loss in healthy postmenopausal women. *Ann Int Med* 1991; **115**: 505–512.
32 Aurnabh S, Pollack S, Yeh J, Aloia JF. Body fat content and 25-hydroxyvitamin D levels in healthy women. *J Clin Endocrinol Metab* 2003; **88**: 157–161.
33 Kamycheva E, Joakimsen RM, Jorde R. Intakes of calcium and vitamin D predict body mass index in the population of Northern Norway. *J Nutr* 2002; **132**: 102–106.
34 Mawer EB, Backhouse J, Holman CA, Lumb GA, Stanbury SW. The distribution and storage of vitamin D and its metabolites in human tissues. *Clin Sci* 1972; **43**: 414–431.
35 Wortman J, Matsuoka LY, Chen TC, Lu Z, Holick MF. Decreased bioavailibility of vitamin D in obesity. *Am J Clin Nutr* 2000; **72**: 690–693.
36 Melanson EL, Sharp TA, Schneider J, Donahoo WT, Grunwald GK, Hill JO. Relation between calcium intake and fat oxidation in adult humans. *Int J Obes Relat Metab Disord* 2003; **27**: 196–203.
37 Smogorzewski M, Perna AF, Borum PR, Massry SG. Fatty acid oxidation in the myocardium: effects of parathyroid hormone and CRF. *Kidney Int* 1988; **34**: 797–803.

減重筆記

日　期	體　重	腰　圍	心　情
			☺ ☹
			☺ ☹
			☺ ☹
			☺ ☹
			☺ ☹
			☺ ☹

圖書館出版品預行編目資料

脂牛奶減肥法／中澤勇二原著；李華楓，李
楓編譯.--二版--.--臺北市：書泉, 2014.09
面；　公分
N 978-986-121-940-0（平裝）
食療　2.牛奶　3.減重
.913　　103013887

書原書名為「白色減肥茶」

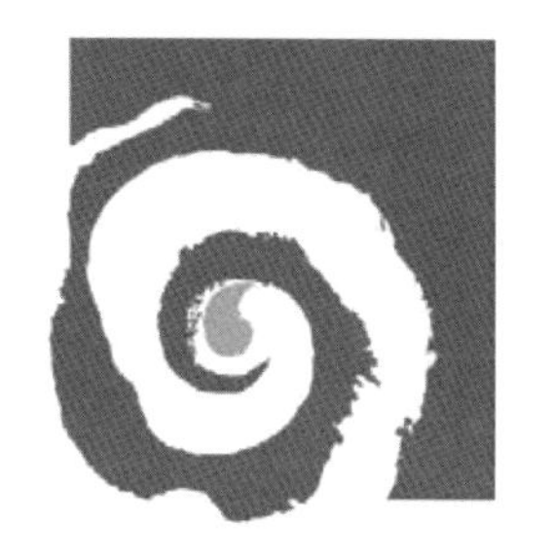

3DB2

脫脂牛奶減肥法

原　　著— 中澤勇二
編　　譯— 李華楓　李錦楓
發 行 人— 楊榮川
總 編 輯— 王翠華
編　　輯— 王者香
文字編輯— 施榮華
版型設計— 林心馨
封面設計— 小小設計有限公司
出 版 者— 書泉出版社
地　　址：106台北市大安區和平東路二段339號4樓
電　　話：(02)2705-5066　　傳　　真：(02)2706-6100
網　　址：http://www.wunan.com.tw
電子郵件：shuchuan@shuchuan.com.tw
劃撥帳號：01303853
戶　　名：書泉出版社

台中市駐區辦公室/台中市中區中山路6號
電　　話：(04)2223-0891　　傳　　真：(04)2223-3549
高雄市駐區辦公室/高雄市新興區中山一路290號
電　　話：(07)2358-702　　傳　　真：(07)2350-236

總 經 銷：朝日文化事業有限公司
電　　話：(02)2249-7714
地　　址：新北市中和區橋安街15巷1號7樓

法律顧問　林勝安律師事務所　林勝安律師

出版日期　2007年8月初版一刷
　　　　　2014年9月二版一刷
定　　價　新臺幣199元